I want to improve my skills

ナースのためのスキルアップノート

看護の現場ですぐに役立つ
口腔ケアのキホン

患者さんを安心させるケアの知識が身に付く！

中澤 真弥 著

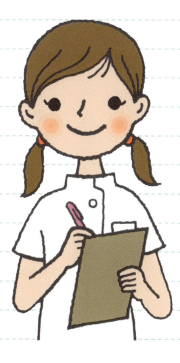

秀和システム

はじめに

　口腔の清潔を保つことは、一般的に習慣化された当たり前の行為です。虫歯や歯周病予防はもちろんですが、口腔ケアはただ単に、口腔内のトラブルを予防すること、清潔にすることだけではありません。お話をすること、自分の口で食事を食べられることが、何よりも大切であり、生きがいでもあります。そのためにも、私たち看護師は「食べることの楽しみ」「生活の質の向上」を支えていく必要があるのではないでしょうか？

　多忙な業務の中で、口腔ケアは後回しにされてしまうことが多いのも事実です。「なかなか手が回らない」なんてこともよく聞きますが、溜まった汚れは簡単には落ちませんし、いざ行おうとしても時間はかかり、無理なケアで出血してしまうこともあります。だからこそ毎日の積み重ねにより、口腔内を清潔に保つことが重要なのです。

　口腔ケアを行うにも、開口しない患者さん、歯ブラシを噛んでしまう患者さん、経口挿入管中の患者さんなど、さまざまなトラブルを抱えている患者さんの口腔ケアは「どうすればいいの？」と、対応に困ってしまうことがあります。基本的な口腔ケアが行えても、口腔ケアを必要とする患者さんのほとんどはトラブルを抱えています。そのためにも、口腔ケアの基本を抑えケアを行っていくことで、疑問に感じていたことが解決できるかもしれません。

　本書では、口腔ケアの基本から症状に合わせたケア方法など、臨床の現場で役立つポイントが絞られ、簡潔にまとめられた実践書となっています。限られた時間のなかでも、口腔ケアを効率的に行い、持続することができるよう本書を活用していただけたら幸いです。

2017年11月

中澤　真弥

看護の現場ですぐに役立つ
口腔ケアのキホン

contents

はじめに ……………………………………………… 2
本書の特長 …………………………………………… 6
本書の使い方 ………………………………………… 7
この本の登場人物 …………………………………… 8

chapter 1 口腔のしくみとはたらき

口腔の解剖を見てみよう …………………………………… 10
口腔から咽頭のしくみ ……………………………………… 11
口唇について ………………………………………………… 12
歯の構造と機能 ……………………………………………… 14
舌の構造と機能 ……………………………………………… 18
歯肉の構造 …………………………………………………… 21
口蓋・咽頭のしくみ ………………………………………… 23
唾液腺の構造と機能 ………………………………………… 24
  column 唾液とごはん ………………………………… 25

chapter 2 口腔ケアの目的

口腔ケアとは ………………………………………………… 28
口腔を観察してみよう ……………………………………… 30
嚥下の構造と機能 …………………………………………… 31
齲歯について ………………………………………………… 34
バイオフィルムとは ………………………………………… 37

PMTCとは	38
歯周病を知ろう	39
column　歯垢と歯石の違い	39
歯周病が引き起こす全身疾患	43
口腔ケアの準備	45
column　齲歯は放置すると恐ろしい	48
開口器具の種類	49
口腔ケアを行う前に	52
口腔ケアの姿勢	53
ケア前の注意事項	56
ケア前の観察	58

chapter 3　口腔ケアの実践

物品を準備してみよう	62
口腔ケアの実施	63
口腔ケア方法	65
含嗽の効果	68
磨き残しやすい部分	70
舌苔の除去	71
column　歯磨剤は歯を削る？	72
義歯のケア	73
column　口腔ケアで実際に起こりやすい事故に注意！	78
義歯の着脱	76
生活環境と口腔環境とは	79
高齢者の口の状態と変化	80
加齢に伴う悪循環	81

口腔ケアと誤嚥性肺炎について ………………………………………… 82
専門職との連携 ……………………………………………………………… 85

chapter 4 症状別による口腔ケア

経口挿管中のケア ………………………………………………………… 88
開口できない人のケア …………………………………………………… 98
口内炎、潰瘍がある人のケア …………………………………………… 101
乾燥が強い人の口腔ケア ………………………………………………… 103
動揺歯の人の口腔ケア …………………………………………………… 105
口臭の強い人の口腔ケア ………………………………………………… 106
出血がある人の口腔ケア ………………………………………………… 107
片麻痺がある人の口腔ケア ……………………………………………… 109
意識障害がある人の口腔ケア …………………………………………… 111
摂食・嚥下障害がある人の口腔ケア …………………………………… 113
認知症がある人の口腔ケア ……………………………………………… 116
糖尿病がある人の口腔ケア ……………………………………………… 119

chapter 5 口腔機能の向上

口腔機能訓練 ……………………………………………………………… 124

索引 …………………………………………………………………… 129
参考文献 ……………………………………………………………… 133

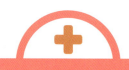

本書の特長

　「口腔ケア」は、日常生活において非常に重要です。本書は現場の看護師さんに向けて口腔ケアのポイントを解説しました。口腔ケアといっても、その方法は多岐にわたります。口腔状態が気になる高齢者や疾患によって口腔ケアを行うことが難しい患者さんへのケアの方法をていねいに解説しました。

役立つポイント1　実践ですぐに役立つ

　実際の現場で遭遇するさまざまな場面を想定しているので、患者さんの症状や状態に応じて対応することができます。

役立つポイント2　図やイラストから具体的なイメージが掴める

　図やイラストを多用して具体的にイメージできるようにしました。

役立つポイント3　必要なケアがわかる

　なぜそのケアを行っているのか、理由から理解することができるので、患者さんにも的確に説明できるようになります。

役立つポイント4　疾患別の治療法や日常生活の注意点がわかる

　口腔ケアの効果的な方法を理解することで、適切な介助が速やかにできるようになります。また患者さんに合った具体的なアドバイスができます。

役立つポイント5　状態に応じた必要物品がわかる

疾患や状態などに応じた口腔ケアグッズを紹介しています。必要に応じたケア方法も一目でわかるようになっています。

役立つポイント6　先輩看護師からのアドバイス

先輩看護師など、ワンポイントアドバイスを随所に入れていますので、合わせて読むことでより理解が深まります。

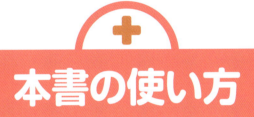

本書の使い方

本書は第1章から第5章までで構成されています。口腔の解剖から疾患、訓練まで、「口腔ケア」に必要な項目を網羅しています。

基本から学びたい人は最初から、ある項目だけ知りたい人は途中から、というようどこから読んでも知りたい情報が得られます。それぞれの項目でポイントを絞って解説してありますので、好きなところから読んでください。

この本の登場人物

本書の内容をより理解していただくために
医師、ベテランナース、先輩ナースからのアドバイスや、ポイントを説明しています。
また、新人ナースや患者のみなさんも登場します。

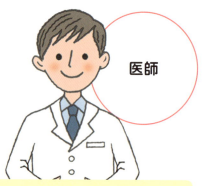

医師

病院の勤務歴8年。的確な判断と処置には評判があります。

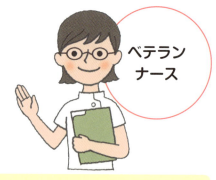

ベテランナース

看護師歴10年。やさしさの中にも厳しい指導を信念としています。

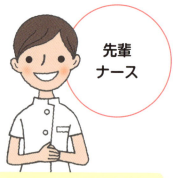

先輩ナース

看護師歴5年。身近な先輩であり、新人ナースの指導役でもあります。

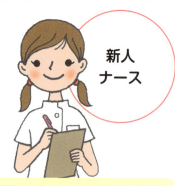

新人ナース

看護歴1年、医師や先輩たちのアドバイスを受けて早く一人前のナースになることを目指しています。

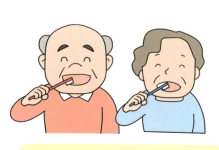

患者さんからの気持ちなどを語っていただきます。

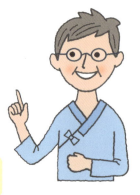

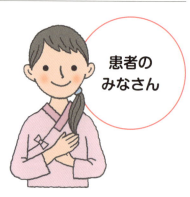

患者のみなさん

口腔のしくみとはたらき

口腔ケアを始める前に、口腔の構造や機能の
基礎からおさらいしていきましょう。

口腔の解剖を見てみよう

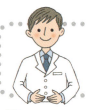 口腔は身体の外と身体の中をつなぐ入り口になっています。さまざまな器官へとつながっている口腔のしくみを学んでいきましょう。

口腔のおさらい

口腔は、消化管の入り口部分。食べ物を味わう味覚機能、咀嚼する機能、飲み込む機能、発語する機能があります。この役割を行うためにも口腔は、口唇、歯、歯肉、舌、口蓋、口蓋垂、頬から構成されています。

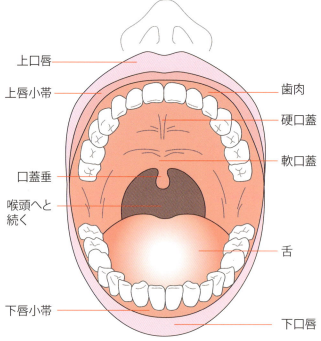

上口唇
上唇小帯
口蓋垂
喉頭へと続く
下唇小帯
歯肉
硬口蓋
軟口蓋
舌
下口唇

正常な口腔構造、機能を知ることで安全にスムーズな口腔ケアを実施することができますよ。

先輩ナース

口腔から咽頭のしくみ

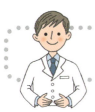

口腔から咽頭、食道までの構造を側面から見てみましょう。

側面の構造

口腔、咽頭は食事と呼吸の通り道になっています。食事の通り道と呼吸の通り道は咽頭の部分で交差する構造になっています。

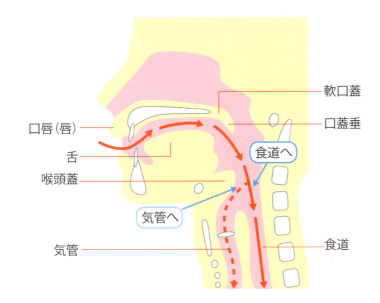

高齢者は、嚥下機能が低下し、間違えて気管に食事が入ってしまうことがあります。誤嚥から、肺炎を引き起こす可能性があるため、注意が必要です。

先輩ナース

口唇について
こうしん

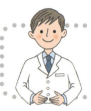
口唇は顔の皮膚の一部でもあります。口腔ケアでは口腔内だけでなく口唇によるトラブルもあります。

口唇のしくみ

口唇は、食べ物が外に出るのを防いだり呼吸の補助を行ったり、表情を作る役割があります。

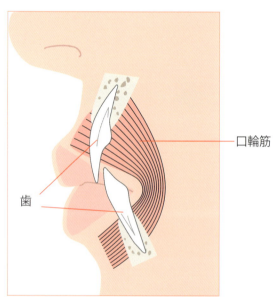

口輪筋
歯

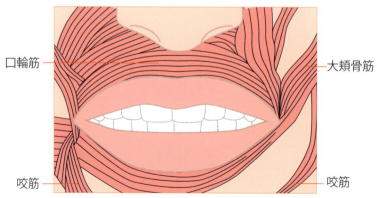

口輪筋
大頬骨筋
咬筋
咬筋

口唇のトラブル

　口唇トラブルによる痛みや違和感は、日常生活に影響を及ぼします。口腔ケアでは、なるべく患部に触れないよう配慮しながら実施していきましょう。
　経口挿管中の患者さんの口唇は、バイドブロック*などによって長期圧迫のため褥瘡(じょくそう)を起こすことがあります。口腔ケアでは口唇の状態を観察しながらケアを行っていくことも重要です。また、口唇が乾燥している場合は、口腔ケアを行うことによって口唇が亀裂し出血してしまうことがあるため、リップクリームやワセリンなどを使用して保湿していきましょう。

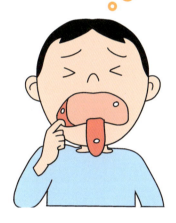

口腔ケアを行う場合、痛みや刺激を与えないよう、リップクリームやワセリンなどで保護してから行いましょう。

▼口唇のトラブル

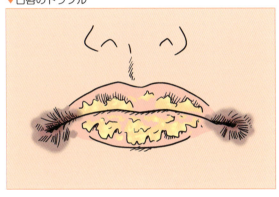

痛みによって口腔ケアを拒否する患者さんには口腔ケアの重要性をしっかり伝えることが大切です。

[新人ナース]

＊バイドブロック　気管内チューブの閉塞を防ぐ目的で使用するが、口腔内の視野確保のために使用することも多い。口腔ケアでは意識障害の患者、認知症の患者さんに指を噛まれてしまう可能性があるため予防としても役立つ。

歯の構造と機能

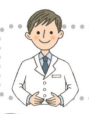
歯には、食べ物をかみ砕き栄養を体内に取り入れたり、発音を構成するなど、さまざまな役割があります。

歯のしくみ

歯は食べ物を咀嚼するための重要な器官です。表面から、最も硬いエナメル質、歯の大部分を占めている象牙質、血管や神経がある歯髄から構成されています。

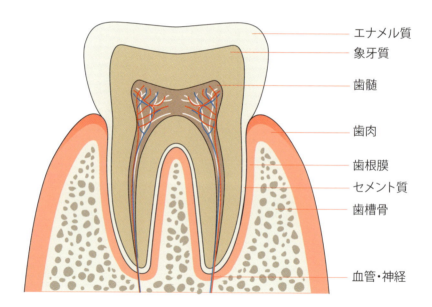

- **エナメル質**
  歯の表面にあり、人体で最も硬い組織です。
- **象牙質**
  エナメル質より柔らかい組織のため虫歯の進行がは早く痛みを感じやすい。歯冠と歯根の大部分を占めています。
- **歯髄**
  神経組織が含まれているため「神経」と呼ばれています。歯の神経を抜くという部分は歯髄を指しています。

歯周組織とは

歯を支えている組織のことです。セメント質、歯肉、歯根膜、歯槽骨の4つの組織で形成されています。

- セメント質
歯根の象牙質の表面を覆っている役割があります。

- 歯肉
歯の周囲を取り囲み、歯槽骨を保護します。

- 歯根膜
歯槽骨と歯の間にある薄い膜のことです。噛んだ時にクッションのような役割を行います。

- 歯槽骨
歯を支えている骨のことで顎の骨の一部でもあります。歯周病が進行していくと歯槽骨を吸収してしまい歯が抜けてしまいます。

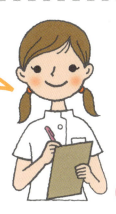

高齢者の歯はすべて揃っていることは少なく、多くの歯を失っていたりします。残歯があったとしても、歯肉が痩せ歯根が露出していることがあります。

新人ナース

歯の種類とは

歯(永久歯)は、親知らずを含めて全部で32本あり、それぞれ異なる役割を持っています。

切歯：食べ物をかみ切る役割があります。
犬歯：食べ物を切り裂く役割があります。先が鋭く尖っているのが特徴で、ほかの歯に比べ寿命が最も長く顎の動きやかみ合わせには大切な歯です。
小臼歯：食べ物をすり潰して細かくするという作業があります。
大臼歯：永久歯の中で最も大きく、かむ力が強い歯でもあります。

歯は前歯部、小臼歯部、大臼歯部に分けられています。前歯部は食物を噛み切る役割をしており、臼歯部は上下の歯が噛み合わされる咬合面があるため、食物を噛み砕きすりつぶす役割があります。

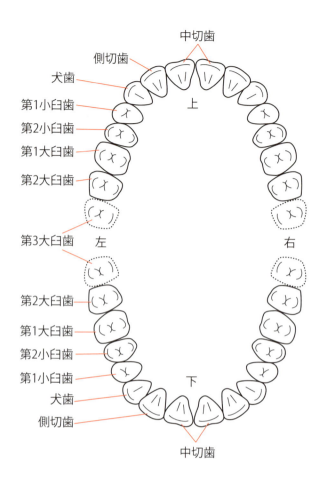

　生後6〜8か月になると乳歯が生え始め、2〜3歳ごろに20本生え揃います。永久歯は6歳ごろから生え変わり、6〜7年かけて乳歯から永久歯へと生え変わります。永久歯は13歳ごろに全部で28本生え揃います（親知らずを除く）。

親知らずといわれる第三大臼歯が生えている場合は、最大で32本になります。形態や生え方に個人差があるので、口腔粘膜や顎の中にとどまっていることも多いですよ。

先輩ナース

歯のはたらきをおさらい

　歯のはたらきには、咀嚼、発音を助ける、表情をつくる、味覚を豊かに保つという役割があります。1本でも歯を失うと咀嚼する力は低下してしまい、消化器系への負担が加わります。また、発音もしにくく、義歯を外したときの発音を聞くとわかりやすいように歯は発音にも大きく影響しています。

●歯のはたらき

①**咀嚼をする**
　歯の一番の役割である咀嚼は、食べ物をかみ砕き嚥下しやすいよう食塊(しょっかい)を形成する働きがあります。

②**発音を助ける**
　歯には舌や口唇と同じように発音を助ける働きがあります。歯が欠けていたり、なかったりすると息が漏れて発音が悪くなります。

③**顔の形を整える**
　歯は顔の形や表情を整える働きがあります。

④**健康を助ける**
　歯のかみ合わせが悪いと、頭痛や肩こり、顎関節症など、何らかの影響を受けることがあります。

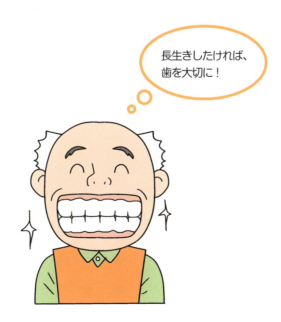

長生きしたければ、歯を大切に！

舌の構造と機能

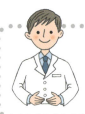

舌は咀嚼、嚥下、発語など重要な役割を行っています。舌の表面は味覚を感じる味蕾(みらい)があり、甘み、苦み、酸味、塩味と旨みを感じる受容体となっています。

舌のしくみ

舌を構成する1つには筋肉があり、筋肉によって自由に動かすことができます。また、舌は口腔内の空間のほとんどを占める大きな器官となっています。舌前方2/3を舌体(ぜったい)、後方を1/3舌根(ぜっこん)といいます。

舌の構造

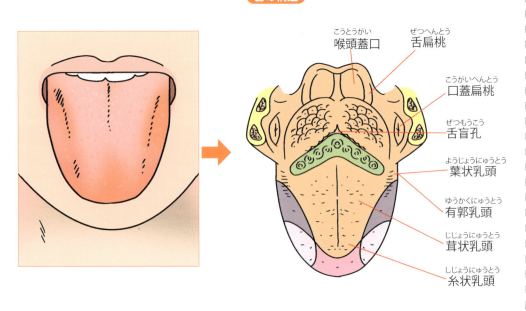

舌の機能

●味覚を感知

「しょっぱい」「甘い」などの味覚を感知するのは、舌乳頭にある味蕾（ぜつにゅうとう）という部分によって行われています。味蕾は味細胞の集まりです。味蕾が刺激を受けると大脳にある味覚中枢に伝えられ味を感じるというしくみになっています。

●咀嚼と嚥下の役割

舌は食べ物と唾液を混ぜ合わせる働きを行っています。また、食べ物を上下の歯の間に移動する働きをし、かみ砕いた食べ物を保持する役割もあります。

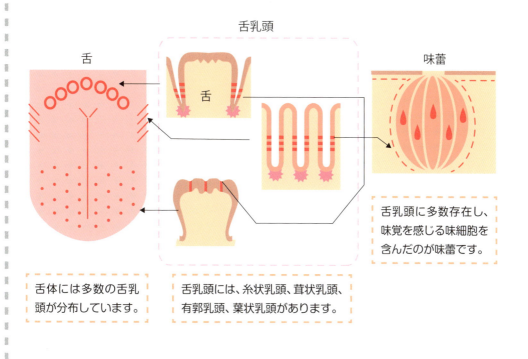

舌体には多数の舌乳頭が分布しています。

舌乳頭には、糸状乳頭、茸状乳頭、有郭乳頭、葉状乳頭があります。

舌乳頭に多数存在し、味覚を感じる味細胞を含んだのが味蕾です。

味蕾の大部分は舌乳頭の茸状乳頭、葉状乳頭、有郭乳頭に分布していますが、軟口蓋にも存在しているそうです。

新人ナース

体調不良の際に見られる舌の状態

体力が消耗したときや、薬の影響によって舌の状態も変化があります。

●舌苔（ぜったい）

舌苔は、舌の糸状乳頭が過形成され食物残渣や細菌などが付着してできたものです。重度の舌苔は細菌が繁殖するので、誤嚥性肺炎の原因にもなりかねません。また、体力が消耗したときにも舌苔が観察されることがあります。

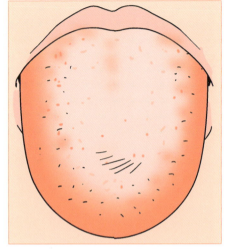

●黒毛舌（こくもうぜつ）

抗菌剤やステロイド剤の長期投与や抗がん剤の使用により菌交代現象が起こってしまった状態。また、体調不良やストレスによって口腔内細菌のバランスが変化を起こしカンジダ菌が増えたことによって発症することがあります。

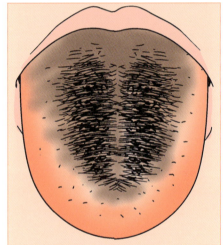

●平滑舌（へいかつぜつ）

鉄欠乏性貧血、ビタミン不足などが原因となり、舌の表面にある舌乳頭が委縮してしまい、舌の表面全体がツルツルになった状態です。食事をするだけでも舌全体に痛みがあります。

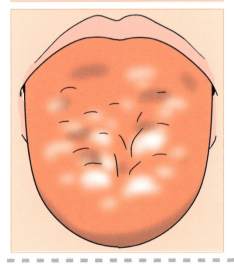

歯肉の構造

口腔内は歯だけでなく、歯肉などの粘膜部分も観察しケアしていく必要があります。

歯肉のしくみ

歯肉には粘膜下組織がありません。歯槽骨を覆い粘膜固有層が直接結合しています。

▼正常な歯肉

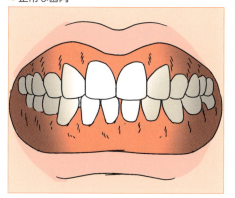

歯肉は口腔粘膜の一部であり、歯周組織の一部でもあります。正常な人は歯肉がきれいなピンク色をしていて弾力があります。

不十分な口腔環境では汚れの付着などにより菌が増殖し、歯周病や歯肉炎の原因にもなります。

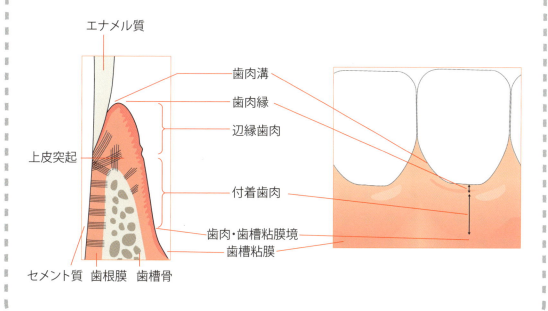

歯肉の種類

歯肉は次の3つに分類されています。

● 遊離歯肉
歯と付着していない歯肉。歯肉の最先端0.5〜2mmほどの部分になります。

● 付着歯肉
歯や歯槽骨に付着している歯肉。

● 歯間乳頭
歯と歯の間にある歯肉。年齢を重ねるごとに痩せて少なくなっていきます。

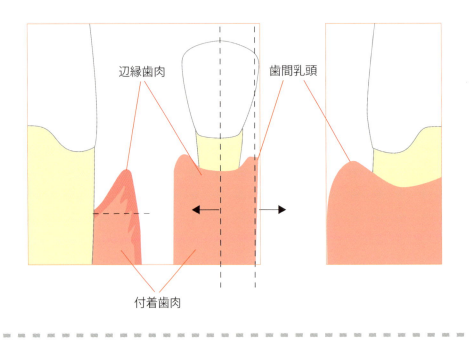

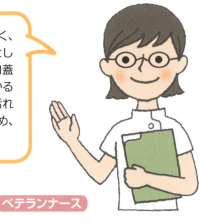

口腔ケアは歯をきれいに磨くだけでなく、口腔全体の清潔を保持することを目的としています。口腔内が汚れている場合、口蓋や咽頭部分から汚れた大きな塊が見つかることもあります。粘膜にこびりついた汚れはよく観察しなければ見つけにくいため、しっかりと隅々まで観察しましょう。

ベテランナース

口蓋・咽頭のしくみ

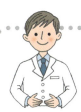
口腔ケアを行う際、とくに見えにくい部分が口蓋や咽頭になります。汚れの塊を誤飲、誤嚥してしまう恐れがあるので、注意して観察するようにしていきましょう。

➕ 口蓋・咽頭を観察してみる

口をあけると見える内部の上壁が口蓋で、口腔と鼻腔を分けています。前方にある硬い部分を硬口蓋、後壁にある柔らかい部分を軟口蓋といいます。

咽頭は、鼻腔➡咽頭➡喉頭➡気管の空気の通り道と、口腔➡咽頭➡食道という食べ物の通り道となっています。誤嚥を起こさないよう道順の切りかえをするという重要な役割を担っている器官です。

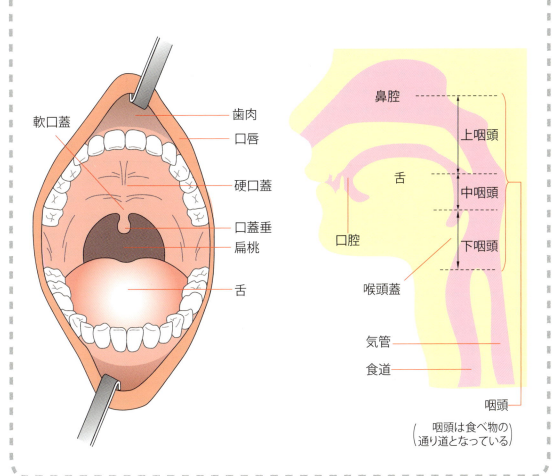

唾液腺の構造と機能

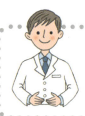
加齢とともに唾液腺は委縮し、唾液分泌が減少します。そのため、口腔内の乾燥、嚥下障害も起こりやすくなっていきます。また、薬剤の副作用によって唾液分泌量が減少することがあります。

 ## 唾液腺のはたらき

　唾液は唾液腺から分泌され、大唾液腺と小唾液腺に分けられています。大唾液腺は耳下腺、顎下腺、舌下腺の3つの唾液腺があり、小唾液腺は口唇腺、頬腺、臼歯腺、口蓋腺、舌腺など口腔内の粘膜下に散在しています。

●唾液腺

　1日当たり1.0L（リットル）～1.5Lの唾液が分泌されています。唾液腺の特徴と位置について見ていきましょう。

耳下腺：耳道の前下方にあり、最大の唾液腺。サラサラの唾液。
顎下腺：下顎の下方にあり、耳下腺に続く大きさの唾液腺。サラサラとネバネバの混合唾液。
舌下腺：口腔底の粘膜の下にある唾液腺。ネバネバ唾液。

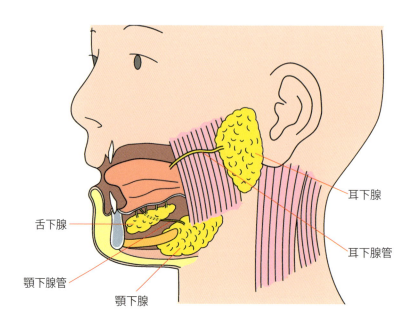

●唾液の作用

唾液は食べ物をスムーズに嚥下するだけではなく、唾液に含まれる成分によってさまざまな作用があります。

自浄作用　　　：唾液の成分はほとんど水分で構成されているため、口腔内の食物残渣や細菌などを凝集し洗い流してくれます。
消化作用　　　：唾液の成分に含まれる消化アミラーゼはデンプンを分解し消化を助ける役割があります。
溶解作用　　　：食べ物に水分と粘り気を与え、食べ物を溶かし舌にある味蕾に味覚を感じさせやすくする働きがあります。
潤滑作用　　　：咀嚼、嚥下、発音、発声をしやすくします。
緩衝作用　　　：唾液のpHを一定に保ち、細菌の繁殖を抑える働きがあります。
粘膜保護作用　：口腔内の粘膜を保護する役割を果たしています。
歯質の再石灰化の促進：酸によって溶けたエナメル質の再石灰化を促進させる働きがあります。

●唾液の主な成分

唾液の成分の大半は水分です。そのため唾液の分泌量が低下すると口腔内が乾燥し、口腔内の損傷や感染が起こるリスクが高くなります。

●唾液の成分

- 無機成…Na^+、K^+、Cl^-、HCO_3^-
- 有機成…アミラーゼ、ムチン

99.5%は水分といわれている。

唾液とごはん

ごはんをよく噛んで食べると口の中に甘みを感じることはありませんか？　実はその秘密、科学的に証明されています！　唾液中にはアミラーゼと呼ばれる消化酵素が含まれています。ごはんを噛み続けることによって、ごはんに含まれているデンプンが分解され、麦芽糖へと変化を起こしているのです。その結果、ごはんの甘みは唾液によってより甘みを感じています。また、しっかり噛むことで消化を助け、唾液の分泌も盛んになり口腔内粘膜の保護にもなります。ごはんをよく噛むことで得られるメリットはたくさんありますね！

MEMO

口腔ケアの目的

口腔ケアは歯を磨くだけではありません。
口腔ケアの目的についてしっかりおさらいをしていきましょう。

口腔ケアとは

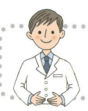

口腔ケアは口腔内を清潔に維持するだけでなく、健康維持にも大きな影響があります。口腔ケアの目的をしっかり理解しておきましょう。

 ## 口腔ケアの目的を知ろう

口腔は呼吸や発音、身体に必要な栄養素を取る入れる大切な部位です。生命の維持に関わらず、日常的に食べ物をおいしく味わったり、会話を楽しんだり、生活そのものを充実させる役割があります。

・口腔内を正常に保つ。
・爽快感を与える。
・自浄作用の活性化を促す。
・２次感染の予防を行う自浄作用の活性化。
・味覚の改善と食欲増進。
・生活の質の向上(QOL)。

口には本来、自分で清潔にする力「**自浄作用**」が働いています。口腔内にある細菌は唾液による自浄作用によって口腔内を清潔に保つことができますが、高齢者では、この唾液分泌量が低下し、口腔内の細菌が増殖します。

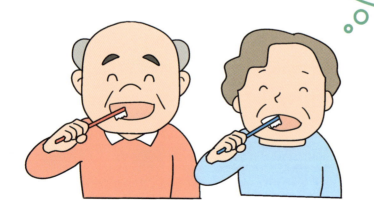

高齢者は唾液が少ない。
口内の乾燥はトラブルのもと。

口腔ケアの定義とは

　口腔ケアには、狭義と広義の意味があります。広義の口腔ケアは、「器質的口腔ケア」、狭義の口腔ケアには「機能的口腔ケア」に分けられます。

●器質的口腔ケアと機能的口腔ケア

　口腔ケアは目的によって2つの種類に分けられています。口腔内を清潔に保つ目的としてはどちらも欠かせないケアとなります。

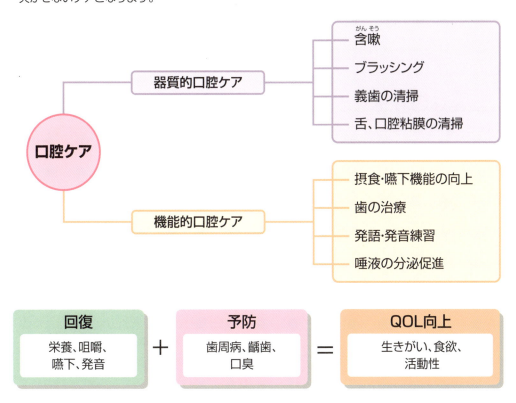

器質的口腔ケア：口腔内を清潔に保持していくことを目的としています。口腔内全体の汚れを落とし、細菌の増殖を防ぎ誤嚥性肺炎の予防、爽快感、口臭、口腔乾燥などの予防に効果があるケア方法です。

機能的口腔ケア：口腔機能を回復、向上することを目的としています。食事をよく噛み、飲み込む、また話をしたりする働きのことをいいます。

口腔を観察してみよう

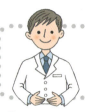

口腔内の観察ポイントをおさえ、スムーズな口腔ケアが行えるようにしていきましょう。

正常な口腔チェック

口腔ケアを行う前にまずは口腔の状態を把握することが必要です。また、汚れの多い場合は、うがいやスポンジブラシなどで汚れを取り除いてから観察しましょう。

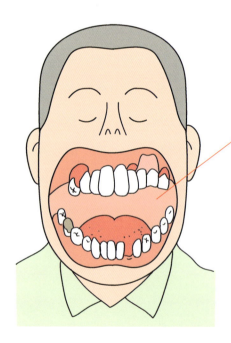

●口腔内の観察ポイント

- ・出血や腫れがないか？
- ・白っぽい部分がない
- ・口腔粘膜が赤く炎症を起こしていないか？
- ・口内炎などの症状がないか？
- ・口唇や口腔内の乾燥がないか？
- ・ネバつき、食物残渣がないか？
- ・齲歯（むしば）がないか？
- ・疼痛はないか？
- ・分泌物、痰などはないか？
- ・歯の状態（動揺歯）はどうか？
- ・義歯の有無は？
- ・舌の状態はどうか？

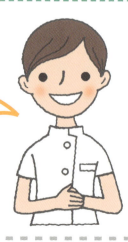

口腔内の汚れが口蓋や咽頭にこびりついていることがあります。口腔内の表面だけではなく、奥のほうまでしっかりとケアしていくことが大切です。

先輩ナース

嚥下の構造と機能

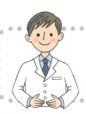
食べ物がどのように嚥下されていくのか、誤嚥しやすい部分はどの部分か理解しておきましょう。

嚥下のしくみ

嚥下は「先行期」「準備期」「口腔期」「咽頭期」「食道期」の5つのステージに分類されます。嚥下のメカニズムを知り、誤嚥の予防に努めていきましょう。

先行期：目の前にある食べ物を認知することによって、食べ物であるのか認識することから始める。見たり匂いを嗅いだりすることで、口腔内の唾液や胃液が分泌され消化吸収の促進がされる。

準備期：咀嚼期ともいう。食物を口に取り込み、嚥下を行いやすいよう咀嚼が行われ食塊形成がされる。

口腔期：形成された食塊が、舌の運動によって咽頭へ送られる時期をいう。

咽頭期：咽頭に運ばれてきた食塊を、嚥下反射によって食道まで送る時期をいう。咽頭の入り口には喉頭蓋があり、普段は開いていて空気が出入りしている。食べ物を嚥下するときは喉頭蓋が閉じて食べ物が気管に入らないようになっている。

食道期：食塊が食道の蠕動運動や重力によって胃に運ばれる時期をいう。このとき輪状咽頭筋が収縮を起こし食塊が逆流しないよう食道入口部が閉鎖される。

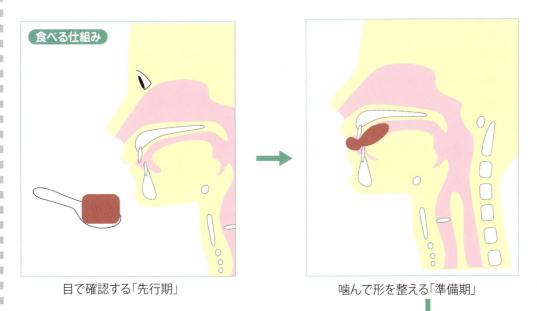

目で確認する「先行期」　　　噛んで形を整える「準備期」

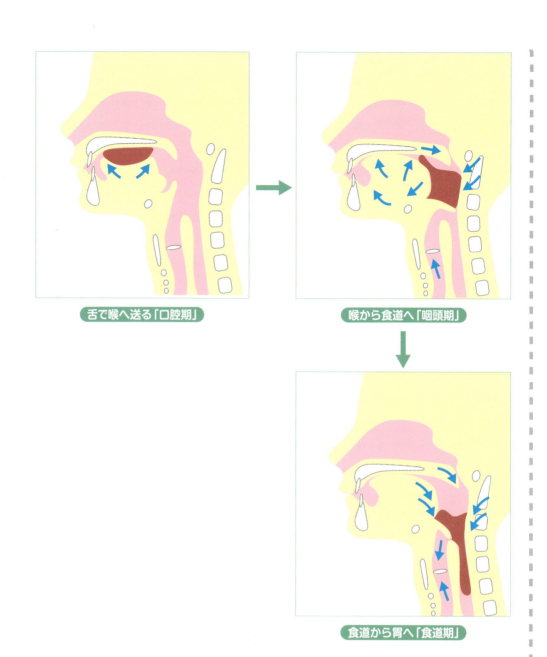

舌で喉へ送る「口腔期」

喉から食道へ「咽頭期」

食道から胃へ「食道期」

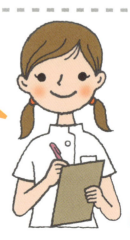

嚥下の際にはいろんな神経と筋肉がバランスを取りながら行われています。解剖学的に見て、喉頭は食道の前に位置し、入り口部分も食道より上の部分となるため誤嚥してしまう可能性が高いといえます。

新人ナース

誤嚥の分類

誤嚥しやすい3つの分類について見ていきましょう。

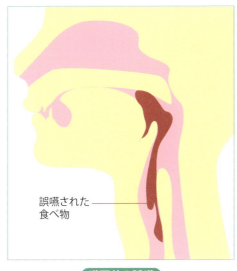

嚥下前の誤嚥

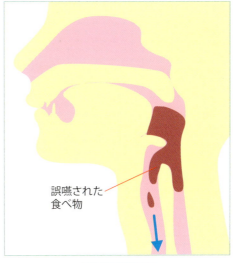

嚥下中の誤嚥

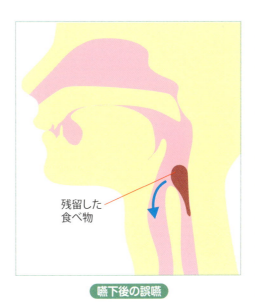

嚥下後の誤嚥

嚥下前誤嚥：嚥下反射が起こる前に、気道に食べ物が入ってしまう
嚥下中誤嚥：嚥下ときに喉頭が閉鎖するタイミングがズレてしまい、液体などが気道に入り込む
嚥下後誤嚥：喉頭部分に残っていた食べ物が嚥下後に気道に入ってしまう

齲歯について
(うし)

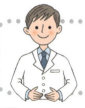

口腔機能を妨げる要因の一つに齲歯があります。齲歯が起こるしくみをおさらいしてみましょう。

齲歯の発生とは

齲歯の発生には4つの条件が重なることによって症状が進行していきます。

●齲歯になる4つの条件

1. **食事**
   食事の糖質から酸が作り出され歯のエナメル質が溶かされていきます。

2. **歯の質**
   齲歯になりやすい人となりにくい人がいます。歯の質にはそれぞれ個人差があるので、日頃からの口腔ケアが重要となります。

3. **細菌**
   齲歯の原因菌「ミュータンス菌」などの菌が多ければ多いほど齲歯になってしまうリスクが高いといえます。

4. **時間**
   齲歯の原因となる菌が繁殖したとしても口腔ケアによって齲歯になるリスクは軽減しますが、食事したあとに長時間口腔ケアを怠ると齲歯になってしまうリスクは高くなります。

4つの条件を解消していくことが、そのまま予防につながります。

新人ナース

齲歯の進行

歯の表面は硬いエナメル質によって覆われていますが、歯垢などが残って細菌が発生し、菌の酸によってエナメル質が溶けて齲歯となっていきます。

●C0

極初期の虫歯（穴は空いていない。白く濁っている）。自覚症状等はありませんので、歯科医師により指摘される場合が多いです。C0の段階では齲歯とされず、ブラッシングやフッ素を使って歯を再石灰化することで元に戻ります。

・主な治療

> ブラッシング指導、フッ素塗付治療

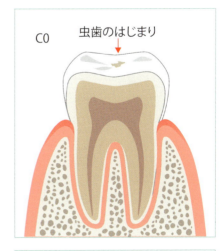

●C1

エナメル質に小さな穴があく、歯の表面が茶色に着色し、ザラついている状況。まだ痛みはありません。

・主な治療

> フッ素塗付治療、または最小限の削り、金属・セラミック等による詰め物

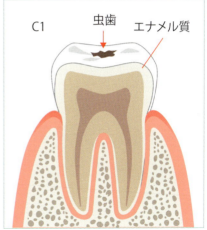

●C2

象牙質まで穴が達した状況。虫歯が神経に近づくにつれ、歯がしみるようになります。

・主な治療

> 虫歯部分を削り、金属・セラミック等による詰め物

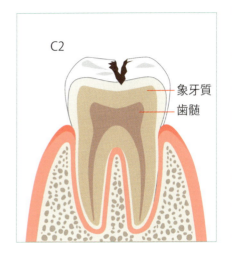

●C3

象牙質のすべておよび神経まで達した状況。炎症を起こすとズキズキと激しい痛みがあります。

・主な治療

| 根幹治療による神経の除去 |

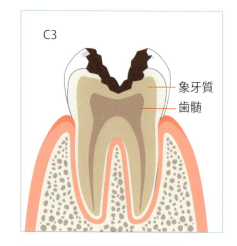

●C4

歯が溶けて歯根だけが残った状況。既に神経は死に激しい痛みは感じません。膿が出たり歯茎やリンパ線が腫れたりする場合もあります。

・主な治療

| やむを得ない場合は抜歯となり、ブリッジやインプラントにより機能回復する。 |

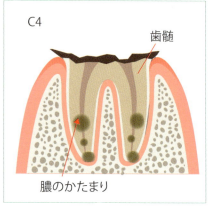

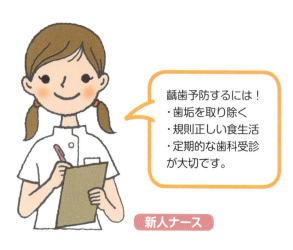

齲歯予防するには！
・歯垢を取り除く
・規則正しい食生活
・定期的な歯科受診
が大切です。

新人ナース

バイオフィルムとは

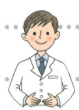

歯の表面にできた細菌の膜をバイオフィルムと呼びます。

バイオフィルム

口腔内の細菌が集まり、繁殖した細菌がヌルヌルした物質を分泌します。この細菌の塊は粘着性があるため通常の歯磨きでは落ちません。抗生物質や殺菌剤なども効きにくく、バイオフィルムを落とすにはPMTCといわれる歯科医専用の器具を用いて行う洗浄方法で除去していきます。

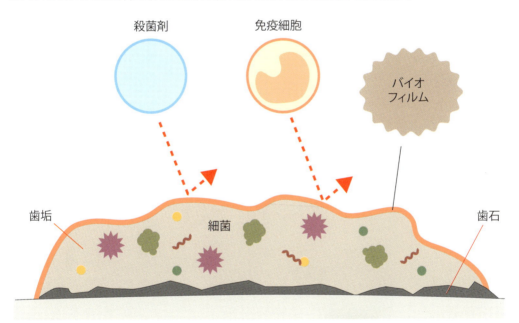

口腔内には300種類以上の細菌が存在するといわれているのよ。

ベテランナース

PMTCとは

毎日ていねいに口腔ケアを行っても、落ちない汚れは専門家による洗浄が必要です。

PMTCの効果とは

PMTCは歯科医や歯科衛生士など、専門家が行う洗浄方法です。専門器具や研磨剤を使用し、歯のバイオフィルムを除去し、歯の表面に汚れをつきにくくする効果があるといわれています。

・齲歯の予防
・歯周病・歯肉炎の改善
・歯質の強化

確認
磨き残しや歯垢などを染色液で確認してます。

隙間の汚れ
歯と歯の汚れも丁寧に落とします。

塗布
歯の表面に専用のペーストを塗布します。

洗浄
洗浄液で口腔内を洗います。

磨く
専用の機械を使って一本一本磨きます。

フッ素を塗布して終了。

* PMTC　プロフェッショナル・メカニカル・トゥース・クリーニング (Professional mechanical tooth cleaning) の略。

歯周病を知ろう

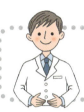

歯周病とは歯垢の中にある細菌によって、歯肉に炎症を引き起こし、周囲の組織を徐々に破壊していく感染症です。

歯周病の原因

原因はさまざまですが、歯垢の中の細菌によって歯肉に炎症を引き起こします。進行すると歯と歯肉の間が深くなり、歯を支えている歯槽骨が溶け、やがて歯が抜けてしまいます。

また以下のことも歯周病の原因となります。

・歯を磨かない
・偏った生活習慣
・喫煙
・ストレス
・歯ぎしり、くいしばり
・薬剤の影響

高齢者の口腔内は加齢とともに唾液の分泌量が減り、口腔内細菌も増殖しやすい環境といえます。免疫力の低下も重なり、虫歯や歯周病にもかかりやすくなります。

歯垢と歯石の違い

歯垢とは、歯の表面に付着した、白くネバネバした細菌のかたまりです。白くネバネバしているので、歯垢を食べかすと思っている人も多いですがまったく違います。歯垢の1㎜中には約300種類以上、10億個の細菌が存在しているといわれています。歯垢は歯磨きで落とすことが可能ですので、きちんと口腔ケアを行っていくことが大切です。

一方、歯石は歯垢が唾液中のリンやカルシウムと結合し石灰化したものです。歯垢から歯石になるまでの期間は2日間と言われ、歯石になってしまうと歯磨きだけでは落ちません。歯周病や齲歯の原因となるため、口腔ケアをしっかり行い定期的な歯科受診を行いましょう。

歯周病の進行について

健康な歯肉はピンク色で引き締まっています。ですが、歯周病になると歯肉が赤みを帯び腫れた状態になります。

●正常な歯周組織

歯と歯の隙間もなく、歯肉が引き締まっています。

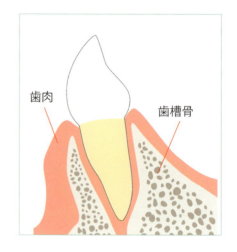

●歯肉炎

歯垢が歯と歯の間にたまり、その部分の歯肉が赤く炎症を起こしている状態です。歯を磨くと出血しますが、歯槽骨はまだ破壊されていません。

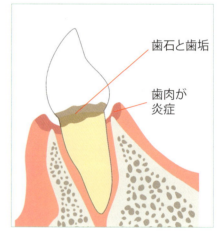

●軽度歯周炎

3〜5mmの歯周ポケット。歯肉は腫れて歯の根元が見え、歯槽骨が破壊し始めていきます。

●中等度歯周炎

4〜7mmの歯周ポケット。歯と歯の溝は深くなり炎症は広がります。口臭や出血もあり歯槽骨の破壊も進みます。

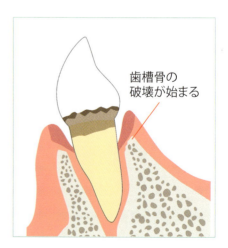

●重度歯周病

歯肉は化膿し腫れて、膿も出てきます。歯槽骨の破壊に伴い歯を支えられなくなってしまいます。

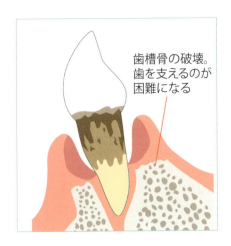

歯槽骨の破壊。歯を支えるのが困難になる

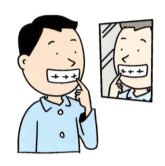

●歯周病チェックリスト

□口腔内がネバネバしていないか
□歯肉が赤く腫れている
□歯肉からの出血がある
□歯が長くなった気がする
□歯がグラグラする
□タバコを吸う
□生活習慣が乱れている
□家族に歯周病の人がいる
□口臭が気になる
□歯が浮いている感じがする

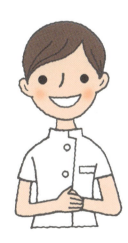

> 歯周病の原因は歯の磨き残しから歯に付着した歯垢です。最も効果的な予防法は毎日の歯磨きですが、完全とはいえません。定期的な歯科受診や生活習慣の見直し、歯周病の要因となる疾患の治療などが必要となってきます。

先輩ナース

歯周病予防をしよう

　歯周病は徐々に進行する病気です。歯周病が進み歯槽骨が溶けてしまうと、歯は抜けてしまいます。溶けてしまった歯槽骨は元に戻ることはありません。進行してしまってから慌てて治療するのではなく、早い段階から予防することが大切です。

●歯垢の除去

　歯周病の原因である歯垢は食事をするたびに付着し、すべてを取り除くことはできません。ですが、食後の口腔ケアによって清潔に保つことが重要となります。歯ブラシだけで取り切れない部分には、歯間ブラシなどを使いましょう。

●生活習慣を改めよう

　歯周病の原因となるのは歯垢だけではありません。喫煙やストレスなど生活習慣も原因の一つです。歯周病を進行させないよう、生活習慣を見直してみましょう。

●歯科医、歯科衛生士の専門家による口腔ケア

　歯垢をきちんと除去しなければ、石灰化し歯石となります。この歯石は歯磨きだけでは取り除くことはできません。歯石を放置することで、さらに歯石が増え歯周病も進行していくため、専用の器具を使って歯石の除去を行います。

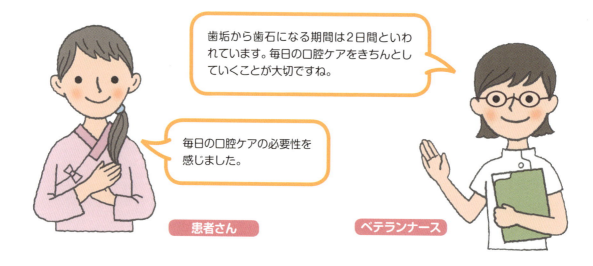

歯周病が引き起こす全身疾患

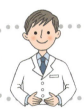

歯周病は全身に影響を与えて、さまざまな病気を引き起こすといわれています。

口腔細菌と全身疾患

　歯周病は歯垢が引き起こす感染です。例えば、5mmの歯周ポケットが28本すべての歯にある場合、おおよそ手の平と同じ面積にあたるといわれています。そのため、ある程度進行した歯周病の場合、手の平分の病巣を抱えていることになります。

　また歯垢は、1gあたり1000万から1億個の細菌がいるといわれています。歯周病が関係し可能性が考えられる疾患には、糖尿病や心臓疾患、肺炎、低体重児、早産などがあります。それに加え、歯周病菌作り出す物質が口腔がん、舌がんの発生率を上げるという説があります。

　いずれも歯周病菌が血液や唾液を介して体内に入り込み、全身に影響があるとされています。

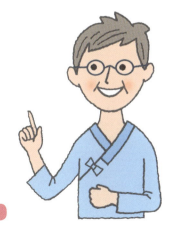

歯周病から全身の病気につながるとは思ってもみませんでした。

患者さん

口腔細菌と全身疾患

口腔ケアは全身管理のひとつとして見直されています。歯肉などからの出血から血管内に口腔細菌が侵入すると、以下の全身疾患とのつながりがあります。

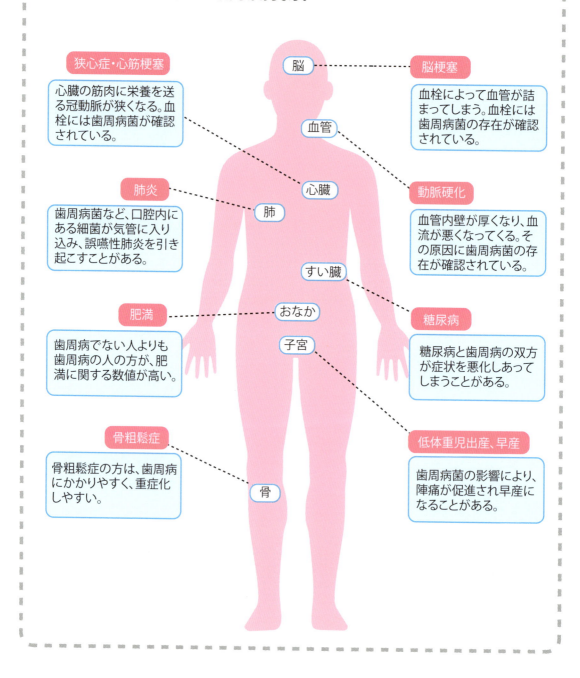

狭心症・心筋梗塞
心臓の筋肉に栄養を送る冠動脈が狭くなる。血栓には歯周病菌が確認されている。

脳梗塞
血栓によって血管が詰まってしまう。血栓には歯周病菌の存在が確認されている。

肺炎
歯周病菌など、口腔内にある細菌が気管に入り込み、誤嚥性肺炎を引き起こすことがある。

動脈硬化
血管内壁が厚くなり、血流が悪くなってくる。その原因に歯周病菌の存在が確認されている。

肥満
歯周病でない人よりも歯周病の人の方が、肥満に関する数値が高い。

糖尿病
糖尿病と歯周病の双方が症状を悪化しあってしまうことがある。

骨粗鬆症
骨粗鬆症の方は、歯周病にかかりやすく、重症化しやすい。

低体重児出産、早産
歯周病菌の影響により、陣痛が促進され早産になることがある。

口腔ケアの準備

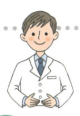
口腔ケアは歯ブラシによるブラッシングだけでは不十分な場合があります。また、口腔内の症状に合わせたグッズを使用することで、効果的な口腔ケアを行うことができます。

✚ 口腔ケアグッズ

患者さんの状態に合わせた口腔ケアグッズを使用していくことで、より効率的な口腔ケアを行うことができます。

●歯ブラシ

なるべくヘッドの小さいものを選択し、奥まで届きやすいものを使用します。自力で行う場合には、柄が握りやすくヘッドはやや大きめなブラシを選択するようにしましょう。

出血しやすい、歯肉が炎症を起こしている場合は柔らかい毛を選択します。

●歯間ブラシ

汚れがたまりやすい歯と歯の間や、歯肉と歯の間など、歯ブラシでは取り切れない部分の清掃に適しています。

●デンタルフロス

歯と歯の面が接している部分は汚れがたまりやすく、磨きにくい部分です。無理やり押し込んで使用すると歯肉を傷つける恐れがあります。「ワックス付き」「ワックスなし」があります。

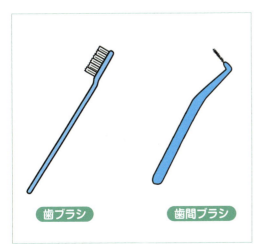

歯ブラシ　　歯間ブラシ

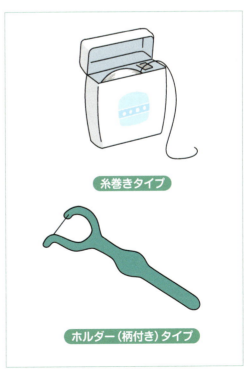

糸巻きタイプ

ホルダー（柄付き）タイプ

●ポイントブラシ

歯と歯の間や歯と歯肉の間など、細かな部分を磨くのに便利です。歯肉を傷つけないようポイントブラシを使用して余計な刺激を軽減しましょう。

●粘膜ブラシ

毛束が一つになっているので、全方向に磨くことができます。また、口腔粘膜や歯肉を痛めることなく清掃することができます。

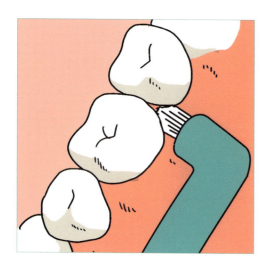

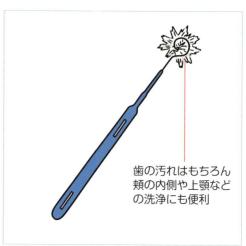

歯の汚れはもちろん頬の内側や上顎などの洗浄にも便利

●モアブラシ

口腔内全体の清掃ができます。とても柔らかいブラシなので、出血しやすい粘膜の清掃に適しています。

●舌ブラシ

口臭の原因となる舌苔除去を行うためのブラシです。舌はデリケートなので、歯ブラシで無理に磨くと粘膜に傷がつく恐れがあるため、舌ブラシを使用するようにしましょう。

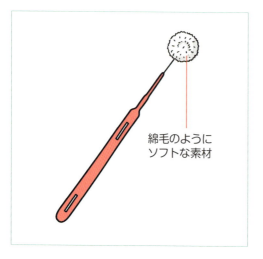

綿毛のようにソフトな素材

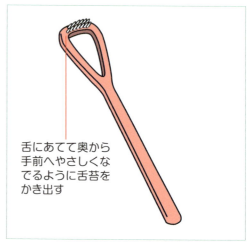

舌にあてて奥から手前へやさしくなでるように舌苔をかき出す

●義歯用ブラシ

広い面のブラシはプラスチックの部分を磨く、一方のブラシはスクラブなどの金属や義歯の細かい溝などを磨きます。

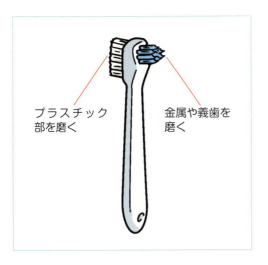

プラスチック部を磨く
金属や義歯を磨く

●電動歯ブラシ

細かな振動によって汚れが落ち、短時間で効果的です。ふつうの歯ブラシとは違い大きく前後に動かさないよう歯の歯頸部*に当ててゆっくりと隣の歯に移動します。力を入れすぎてしまうと口腔内を傷つける恐れがあります。

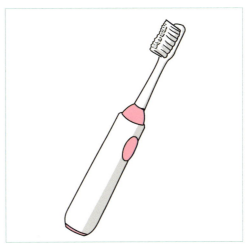

●吸引ブラシ

歯ブラシと吸引装置が一体化したもの。水分、唾液を吸引しながら行うことができます。汚れた唾液や細菌などを誤嚥することがないようしっかり吸引します。

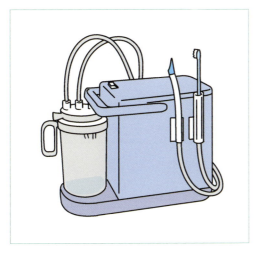

●ガーグルベースン

自立できない患者さんの場合、ブラッシング後の含嗽*としてガーグルベースンを使用します。ケア中にこぼしたり、吐き出したりする恐れのある患者さんの場合は事前に準備しておきましょう。

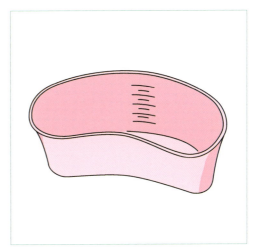

＊**歯頸部**　歯と歯茎のさかい目にあたる部分。
＊**含嗽**　うがいのこと。

●歯磨剤

歯の表面についた汚れを落とし、齲歯や歯周病予防として使用します。また爽快感を与え、口臭予防としても効果的です。

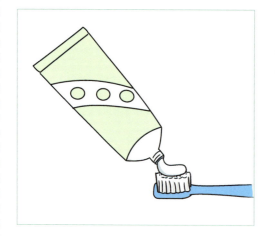

歯ブラシなどは、1か月を目安に交換しましょう。1か月未満でも毛先が広がっていた場合は、汚れを掻き出すことが難しいので交換します。毛先があまりに早く広がってしまうときは、力を入れすぎている場合があります。

先輩ナース

column

齲歯は放置すると恐しい

齲歯は小さな穴から徐々に広がって進行していきます。齲歯の範囲が歯髄まで達すると激痛が走りますが、これをさらに放置すると神経までも侵されます。その上、齲歯の細菌が嫌気性菌に変化し、血管の血液中に入り込んでしまうと、全身をめぐり脳梗塞や心筋梗塞などを引き起こすなど重篤な感染症に移行する恐れがあります。特に免疫力の低下している高齢者には危険です。齲歯は一度、治療したからといって安心できるわけではありません。定期的な歯科受診を心がけるようにしましょう。

開口器具の種類

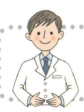
開口できない患者さんや歯ブラシなどを噛みしめる患者さんに使用することで、実施者の安全とスムーズな口腔ケアを実施することができます。

開口補助器具

- オーラルバイト
 歯にフィットする素材です。
 口腔内に横方向に入れてから縦にします。

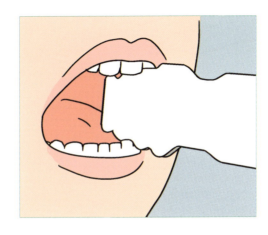

- ハイステル式
 先端部にガーゼを巻いてから行うなど、口腔内の損傷を予防します。

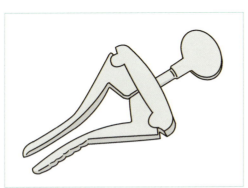

▲開口器（ハイステル式）

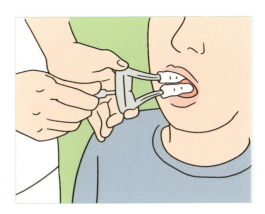

●バイドチューブの使い方

開口器の一つ。バイドチューブはシリコンゴム製のチューブです。強く噛んでも切れにくく、口腔内への負担も少ないです。

開口量や噛む強さに合わせて使用することができます。

▼バイドチューブ

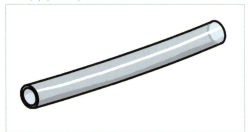

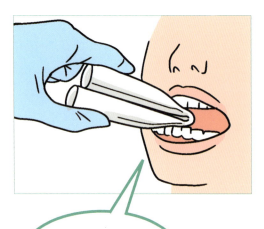

視野を確保するために2つ折りにして使用する方法もあります。

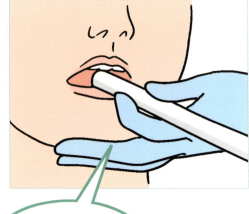

片手でチューブと顎を持ち、開口を保持します。

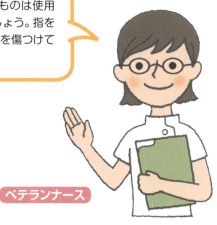

開口器具に亀裂や破損のあるものは使用せず、新しいものと交換しましょう。指をかまれたり、患者さんの口腔内を傷つけてしまう恐れがあります。

ベテランナース

●バイドブロック、バイドチューブの使用禁忌部位

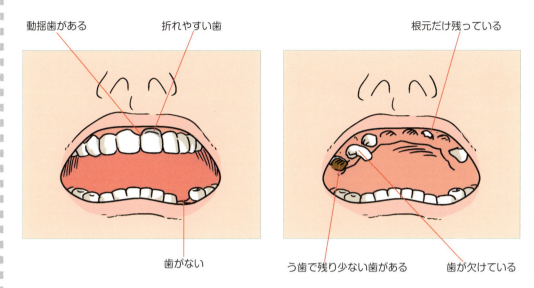

- 動揺歯がある
- 折れやすい歯
- 歯がない
- 根元だけ残っている
- う歯で残り少ない歯がある
- 歯が欠けている

●注意
　動揺歯や欠けてしまいそうな歯、粘膜の使用は避ける。噛んだまま外せないときは、無理に外さない。開口してから挿入する。無理に挿入しない。

▼アングルワイダー

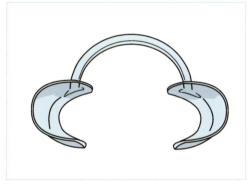
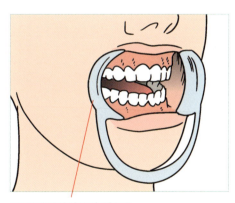

口唇や頬を左右に広げます

●注意
・口唇や口角に傷がある場合は使用しない。歯肉にあたることで痛みが出るので注意する。
・アングルワイダーの装着前には、患者さんの口唇をワセリンなどで保湿する。
・装着時、口唇を巻き込んだり、歯肉にあたると痛みが生じるため注意しながら行う。

口腔ケアを行う前に

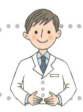

ここでは、口腔ケアを行う前に注意しておきたいことを紹介します。

 ## 不快感を与えない

他人から口腔内を触られることは不快に感じます。きちんと意思の疎通を図っておくことから始めていきましょう。

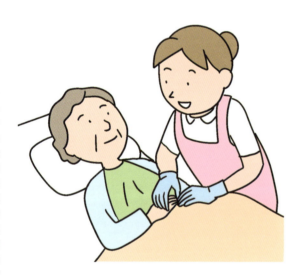

視線を合わせて、声をかけながら口腔ケアを行うことを伝えます。そのときに手➡肩➡顔を遠い部位から徐々にタッチングしていきましょう。

●ADLに応じた口腔ケアの姿勢

口腔ケアを行う際には、介助を受ける側の状態に応じて体位を工夫し、安全安楽に実施します。自力で行える部分は見守り、患者さんの持っている能力をできるだけ活用していきましょう。

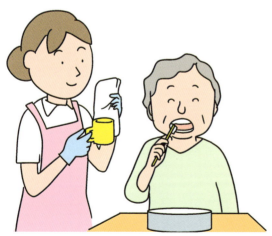

口腔ケアの姿勢

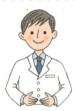
口腔ケアを実施するときは、できるだけ座位の姿勢に近づけ正しい姿勢で行えるよう準備していきましょう。姿勢が悪いと、口腔内の状態が見えにくく、口腔ケアが十分に行えません。それ以上に注意が必要なこととして、顎が上がりやすく口腔ケア中の唾液を誤嚥し、「誤嚥性肺炎」を引き起こしてしまう可能性があります。

一部介助が必要な人の場合（座位）

●座位での口腔ケア
筋力の低下した患者さん、麻痺のある患者さんの場合、座位からの姿勢が崩れやすく頸部が後屈しやすくなってしまいます。姿勢を固定するためにタオルや枕などを使用して姿勢を保ちましょう。

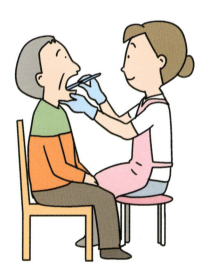 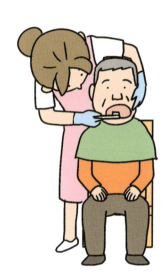

患者さんの目の前に座り介助する。　　患者さんの後ろから介助する。

介助を行う上で患者さんを正しい姿勢に保つことはとても大切なことです。無理な姿勢や不自然な姿勢は事故につながる恐れがあります。

▼良い例

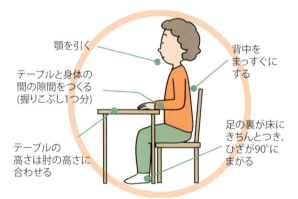

▼悪い例

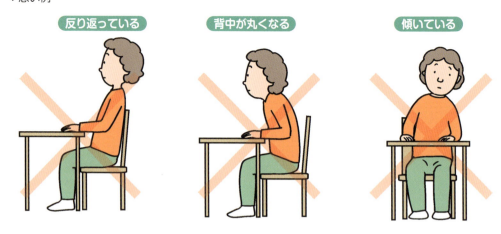

● ベッド上での口腔ケア

座位が難しい場合、ファーラー位*やギャッチアップ*した側臥位の姿勢になります。
ファーラー位の場合、顎を引いた状態を保持し誤嚥を防ぎます。

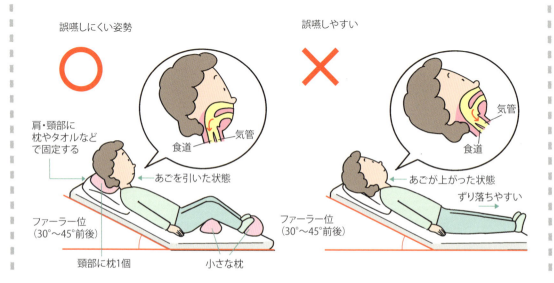

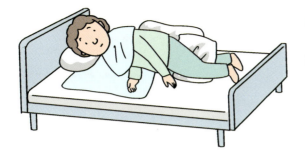

寝たきりの場合

●側臥位で行う場合

できる限りギャッチアップを行います。片麻痺がある場合は麻痺側を上側にし、クッションや枕などで姿勢を保持し、安全、安楽な姿勢で行います。

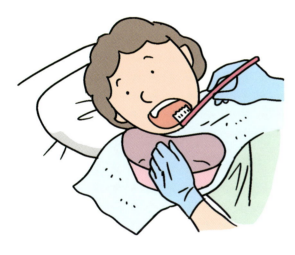

●側臥位で行う場合

口腔内が見えにくい場合はペンライトを使用しながらしっかり観察します。また側臥位は口腔内に唾液をためやすく排液しやすいため、首元にタオルをかけ、寝衣（しんい）の汚染防止に努めましょう。

 ## ケアのとき注意したいこと

口腔ケアでありがちなこととして、歯ブラシを奥に入れ過ぎて患者さんが嘔吐してしまったり、口腔内を傷つけたりしてしまうことがあります。無理なケアを避けましょう。

＊ファーラー位（半座位）　　仰向けで上半身を30〜45°起こした寝方。
＊ギャッチアップ　　医療用、介護用ベッドで背上げや足上げを行うこと。

ケア前の注意事項

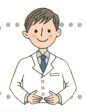

ここでは口腔ケアを行う際の事前準備を紹介します。

感染予防

手には目に見えない無数の細菌が生息しています。その数は健康な人でも約4万から450万ともいわれています。高齢者は免疫力が低下し、感染症にかかりやすいものですが、逆に感染症にかかってウイルスを持っている場合もあります。二次感染が起こらないように注意してください。

●手洗いを忘れずに

口腔ケア前・後には必ず手洗いを実施しましょう。水だけでは手の細菌を十分に落とすことができませんので、石鹸を使用して正しい手順で洗います。

正しい手洗いの順番

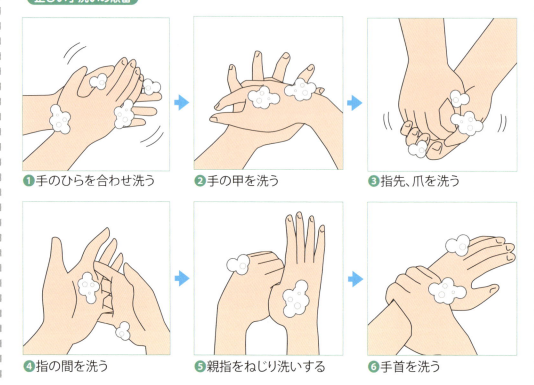

❶手のひらを合わせ洗う　❷手の甲を洗う　❸指先、爪を洗う
❹指の間を洗う　❺親指をねじり洗いする　❻手首を洗う

●ビニール手袋を着用しましょう

手に傷口がある場合、口腔内の細菌やウイルスが傷口に侵入してしまう恐れがあります。感染症予防のためにもビニール手袋は必ず装着しましょう。

●マスクを着用しよう

相手が感染症を持っている場合もあります。咳やくしゃみから身を守るためにもマスクの着用を心がけましょう。

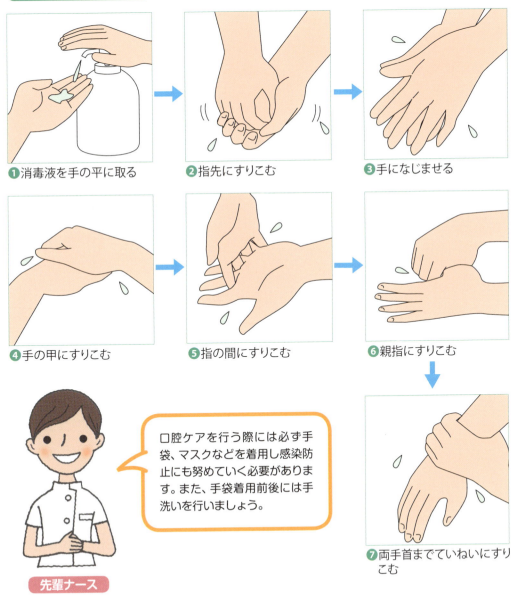

手洗い後のアルコール消毒

❶消毒液を手の平に取る
❷指先にすりこむ
❸手になじませる
❹手の甲にすりこむ
❺指の間にすりこむ
❻親指にすりこむ
❼両手首までていねいにすりこむ

先輩ナース：口腔ケアを行う際には必ず手袋、マスクなどを着用し感染防止にも努めていく必要があります。また、手袋着用前後には手洗いを行いましょう。

ケア前の観察

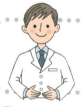

いきなり口腔ケアを開始するのではなく、口腔内の状態を観察しておきます。そこでどんなケアが必要となるのか考えましょう。

口腔内の観察

口腔内の状態を見てみましょう。

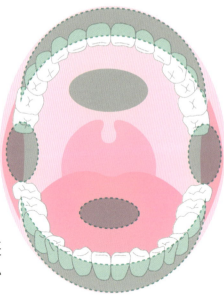

上顎
痰や分泌物が付着していないか

歯
歯垢や歯石はついていないか、齲歯やグラグラした歯はあるか

義歯
汚れはあるか、きちんと装着しているか、合っているのか

歯と歯の間
食べかすが残っていないか

粘膜
口内炎などのトラブルはないか

乾燥
口腔内の乾燥はないか

舌
舌苔の汚れはないか

・観察を行った結果は、次の口腔ケアに役立ちます。スタッフ間で情報が共有できるよう記録に残しておきましょう。

全身状態の観察

口腔ケアを実施する前には全身状態を把握し、患者さんの状態に合わせたケアが必要になります。

口腔ケアはときに全身状態を悪化させてしまう恐れがあります。口腔ケアの刺激によって嘔吐をしてしまったり、呼吸状態が悪くなったりしてしまうこともあります。

また、無理な口腔ケアによって口腔粘膜を傷つけてしまい、患者さんに口腔ケアに対する恐怖感を与えてしまうこともあるかもしれません。状態に合わせた口腔ケアを実施できるようしっかり観察しましょう。

●口腔内の状態
・開口が十分に行えるか
・咀嚼、嚥下、構音などの機能はどの程度か
・口腔内の汚れや湿潤の状態
・歯、歯肉、舌、粘膜のトラブルは
・義歯の有無とトラブルの有無

●治療や処置
・経管栄養チューブ挿入
・挿管、気管切開
・薬物
・絶飲食

●全身の観察
・ADL
・バイタルサイン
・呼吸状態
・意識レベル
・認知レベル
・出血傾向や易感染状態の有無

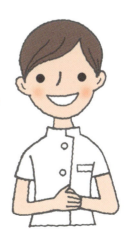

口腔内の観察を行うことで、誤嚥のリスクの程度や開口保持の程度を見つけ出すことができます。また観察した情報はスタッフ間で統一し、患者さんに合った口腔ケアが行えるようにしましょう。

先輩ナース

MEMO

口腔ケアの実践

口腔ケアには患者さんの状態に応じたケア方法がいくつかあります。
必要物品ともに学んでいきましょう。

物品を準備してみよう

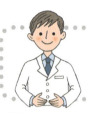

必要物品を揃え、口腔ケアがスムーズに実施できるよう準備しておきましょう。

必要物品

必要物品は患者さんの状態に応じて準備します。出血や潰瘍、歯がない患者さんの場合、スポンジブラシやガーゼを使用します。

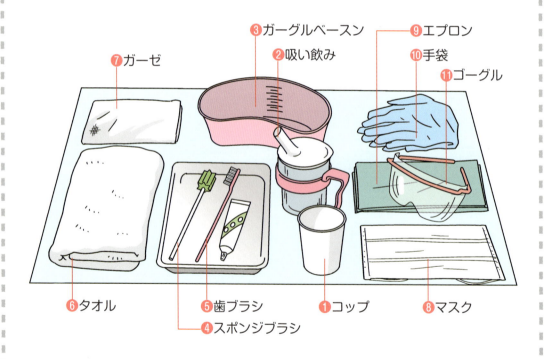

❶コップ ❷吸い飲み ❸ガーグルベースン ❹スポンジブラシ ❺歯ブラシ ❻タオル ❼ガーゼ ❽マスク ❾エプロン ❿手袋 ⓫ゴーグル

※必要に応じて歯磨き粉、保湿剤を使用

口腔ケアの実施

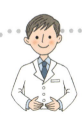
口腔ケアは時間をかければいいというものではありません。時間がかかりすぎてしまうと患者さんはもちろん、介助する側にも負担がかかります。また、口腔ケアを拒否してしまう原因にもなりかねません。正しいブラッシング方法を覚えスムーズな口腔ケアを心がけましょう。

ブラッシング方法と種類

時間をかけて歯磨きを行ったとしても、正しいブラッシングができていなければ歯垢は残ったままかもしれません。きちんと汚れを落とすためにもブラッシング方法を覚えておきましょう。

・スクラッビング法：毛先を90°に当て、小刻みに振動させながら一本ずつ水平に移動させていく。
・バス法　　　　：歯の側面から45°の角度で、前後に細かく歯と歯茎の間を磨く。
・ローリング法　：はじめに歯ブラシを歯茎側にあて、下に向かってクルッと回し磨く。下に磨いたら次に上に向かって続けていく。
・フォーンズ法　：毛先を90°に当て、円を描くように移動させていく。

※主にはスクラッビング法とバス法を併用して行うことが多い。

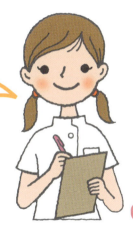
毎日、何気なく行うブラッシングですが、その方法は何種類もあります。1つのブラッシング方法だけでなく、それぞれの特徴を理解して、適切と思われる方法でブラッシングを行いましょう。

新人ナース

バス法	ローリング法
2mm幅くらいで左右、小刻みにみがきます。	毛先を歯茎にあて、歯面に回転していきます。
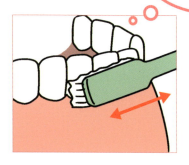 	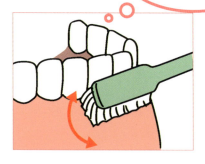
スクラッピング法	フォーンズ法
毛先を歯面にあて、小刻みに一本ずつ行います。	連続して円を描くように一本ずつ移動します。
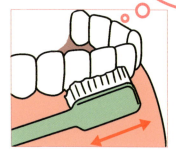 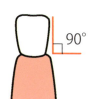	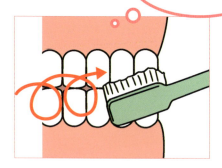

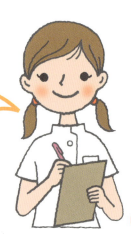

ブラッシングはただ歯の汚れを取ることではありません。歯と歯茎のマッサージによって血行を良くすることで、歯周病の予防や歯肉を引き締める効果も期待できます。

新人ナース

口腔ケアの方法

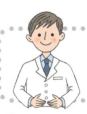

ここでは口腔ケア方法のポイントを紹介します。歯の構造や状態に合わせた方法をおさらいしておきましょう。

ブラッシングの方法

●歯磨剤について

歯の表面に付いた歯垢や着色をおとすために歯磨剤を使用していきます。また、口腔内の爽快感と口臭予防にも効果的です。

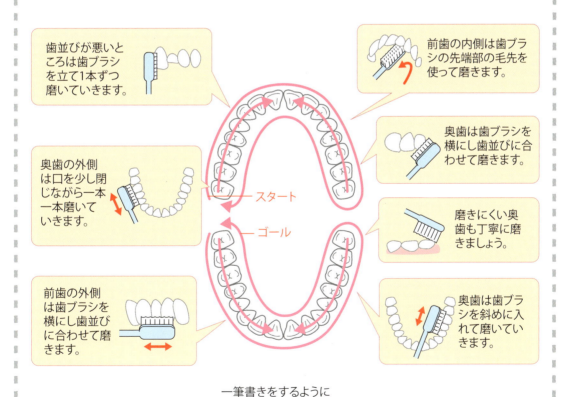

- 歯並びが悪いところは歯ブラシを立て1本ずつ磨いていきます。
- 前歯の内側は歯ブラシの先端部の毛先を使って磨きます。
- 奥歯は歯ブラシを横にし歯並びに合わせて磨きます。
- 奥歯の外側は口を少し閉じながら一本一本磨いていきます。
- 磨きにくい奥歯も丁寧に磨きましょう。
- 前歯の外側は歯ブラシを横にし歯並びに合わせて磨きます。
- 奥歯は歯ブラシを斜めに入れて磨いていきます。

一筆書きをするようにみがく順番を決めておきましょう

3 口腔ケアの実践

スポンジブラシを使用する

易出血状態＊や口腔内の炎症、腫脹などがある場合、スポンジブラシによる口腔ケアが適しています。また歯がない患者さんも同様に使用します。

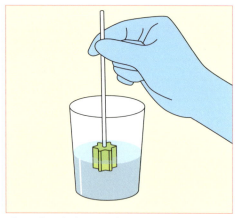

❶スポンジブラシを水で濡らします。

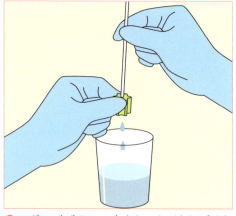

❷スポンジブラシの水をしっかりとしぼります。

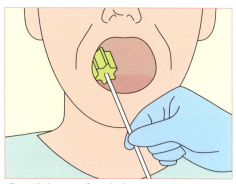

❸口腔内にスポンジブラシを回転させながら汚れを取り除きます。

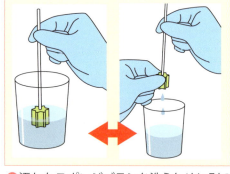

❹汚れたスポンジブラシを洗うために別のコップで洗浄し、❶を繰り返します。

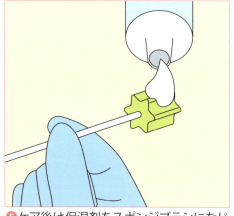

❺ケア後は保湿剤をスポンジブラシになじませ、口腔内に塗布します。

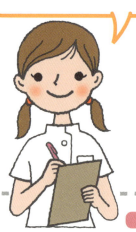

使用したスポンジブラシは繰り返し使用しないことね。

新人ナース

＊**易出血状態**　出血しやすく、止まりにくい状態。

拭き取り口腔ケア

　出血傾向、歯肉の炎症や腫脹がある場合や、歯がない場合には歯ブラシを使用せず、ガーゼで拭き取ります。

・必要物品
　スポンジブラシ
　ガーゼ
　コップ
　うがい液
　保湿剤
　タオル
　手袋
　エプロン
　必要に応じてバイドブロック

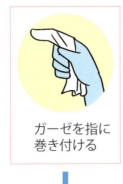
ガーゼを指に巻き付ける

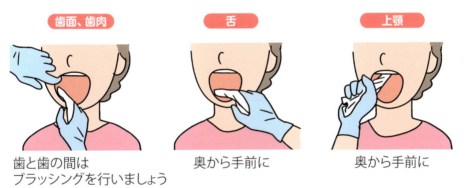

歯面、歯肉 — 歯と歯の間はブラッシングを行いましょう

舌 — 奥から手前に

上顎 — 奥から手前に

口腔内の古くなった粘膜や分泌物、痰などがこびりついていることがあります。無理に引きはがそうとすると出血してしまうので、ケア前に保湿ジェルなどで粘膜を柔らかくしておきましょう。粘膜に付着した痂皮（かひ：かさぶたのこと）が落ちやすくなります。

先輩ナース

含嗽の効果
(がんそう)

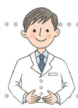
口腔ケア前に含嗽を行うことによって、食物残渣*の除去がある程度できるため口腔ケアをスムーズに行うことができます。
(しょくもつざんさ)

含嗽の効果

口腔、咽頭等の清掃、殺菌、除去を目的にうがいすることを含嗽といいます。**含嗽**には以下の効果があります。

- ・食物残渣の除去
- ・細菌の除去
- ・口腔内の湿潤
- ・唾液分泌の促進
- ・痰などの除去
- ・感染症の予防

口腔ケア前に含嗽を行うことで、食物残渣だけでなく、細菌の除去も行えるのね。

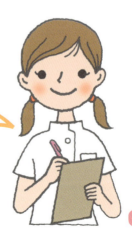

新人ナース

***食物残渣**　食べかすのこと。

上手に水を吐き出す方法

　高齢に伴う筋力の低下は、吐き出す力も低下させてしまいます。自立できない患者さんの場合、ガーグルベースン*を使用し、吐き出し方の介助を行います。

　また、ベッドをギャッチアップできない臥床患者さんの場合、水の吐き出し方で寝衣を汚してしまうため、事前に水の吐き出し方について説明しておきましょう。

❶顔をやや横向きにしてゆっくりと吐き出す。その場合、口をへの字にして口角から汚水が流れていくよう促します。

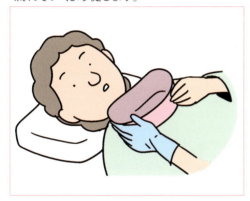

❷側臥位になりベースンを頬に密着させ、ゆっくり吐き出す。

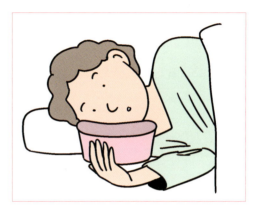

❸顔をあまり動かすことができない場合、ベースンを頬に密着させてゆっくりと吐き出す。

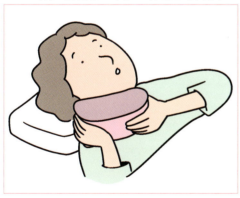

※より安全に実施するために口腔内吸引を行うことがあります。

＊ガーグルベースン　ベッド上で利用する洗面器のようなもの（本文47ページ参照）。

磨き残しやすい部分

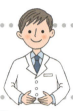
口腔内の視野が狭いと見えにくく、磨きにくい箇所も出てきます。なるべく視野を広げ、磨き残しがないようにしましょう。

磨き残しの多い部分を知っておこう

磨き残しは、齲歯や歯周病の元になります。磨き残しがあるかどうかチェックしていきます。

みがき残しの多い部分

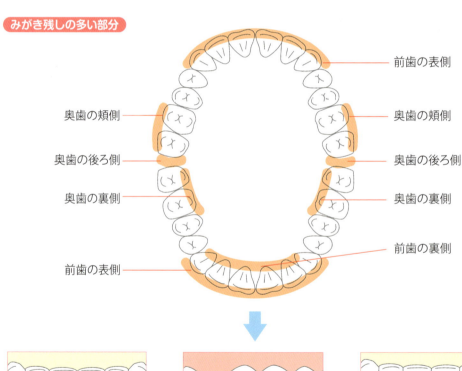

- 前歯の表側
- 奥歯の頬側
- 奥歯の後ろ側
- 奥歯の裏側
- 前歯の裏側
- 奥歯の裏側
- 奥歯の後ろ側
- 奥歯の頬側
- 前歯の表側

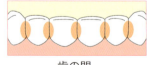
歯の間

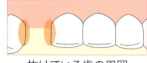
抜けている歯の周囲

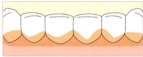
歯と歯肉の間

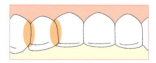
歯並びの悪い部分

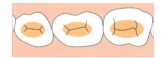
奥歯のかみ合わせ

舌苔の除去

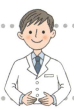

舌苔は、剥がれた粘膜細胞や食物残渣などが付着したものです。汚れが付着することで、味覚が低下したり、口臭の原因にもなります。

舌のケアの目的

高齢者の場合、唾液分泌量の低下や免疫力の低下に伴い、口腔内の細菌が繁殖しやすい状態にあります。誤嚥性肺炎の危険性も高まってくるため、舌のケアはとても大切です。

・口臭の予防
・誤嚥性肺炎の予防
・味覚の保持

・原因
舌苔は唾液の量、舌の動きにも影響があるとされています。唾液は食べ物と混ざり合って咽頭に一緒に流れていきますが、舌の動きが弱く唾液の分泌量が低下していると、そのまま舌に残り舌苔となってしまいやすいのです。

細菌の増殖
舌の表面や舌乳頭の間に付着した細菌や剥がれ落ちた粘膜細胞、食物残渣などによって細菌が増殖します。

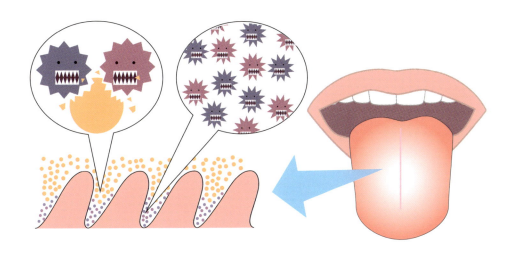

舌苔を取り除く舌ブラシ

　舌の表面に付着した舌苔を取り除くためには舌専用のブラシを使用します。舌は粘膜で覆われているため、舌苔を無理にはがすと損傷してしまいます。力を入れ過ぎないよう舌の奥側から手前の方向へ掻き出すようにしてみましょう。

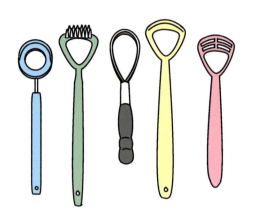
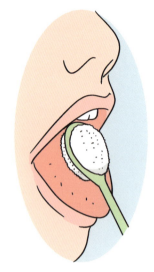

> 舌苔を歯ブラシで行うと舌に傷がついてしまうことがあるので、専用の舌ブラシを使用します。

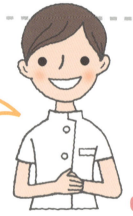

先輩ナース

column
歯磨剤は歯を削る？

　歯磨剤（しまざい）は、使いすぎる上に力を入れて歯を磨くことで歯の摩耗、歯肉の後退を起こすことがあります。また、歯の表面に付着した汚れを落とすための研磨剤の使用によって知覚過敏を起こしてしまうともいわれています。

　歯磨剤の成分には泡立ちをよくする発泡剤や爽快感を与える香味剤が入っていることが多いため、歯を十分に磨いたと勘違いしてしまうこともあります。歯磨剤はあくまでも補助的な役割なので使いすぎないようにしましょう。

義歯のケア

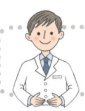
義歯には「菌の温床」といわれるほど、たくさんの菌や微生物が付着しています。義歯の口腔ケアについておさらいをしておきましょう。

義歯の種類とは

●総義歯
歯がない人のための義歯、いわゆる総入れ歯。

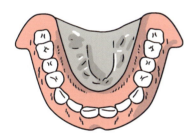

金属床

義歯床が金属でできています。

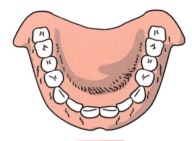

レジン床

義歯床がプラスチックでできています。

●部分義歯
　歯の一部を失った人のための義歯。金属製のバネで義歯をひっかけているため、装着時に口腔を傷つけないよう注意が必要です。

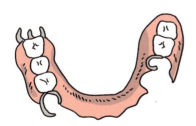

クラスプのないもの

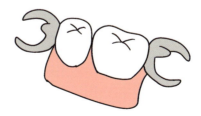

クラスプのあるもの

　小さい義歯を口の中に落とすと飲み込んでしまう恐れがあるので、注意しましょう。

義歯の洗浄

　歯磨き粉には研磨剤が入っているものが多いため、義歯を歯磨き粉で洗ってしまうと傷をつけてしまう恐れがあります。その傷から菌が繁殖してしまうことがあるため、義歯専用の洗浄剤を使用しましょう。

・義歯にはたくさんの細菌が付着しているので、適切な管理をしなければ口臭や口腔内の炎症、誤嚥性肺炎などの原因にもなります。
・義歯の洗浄は流水で行います。洗浄の際に落として義歯が破損したり排水溝に落ちたりしないよう、下に洗面器などを置きながら行いましょう。
・義歯の洗浄は義歯専用のブラシを使用します。無理な磨き方をすると傷がつき、その部分から細菌が繁殖することがあります。

　義歯の洗浄

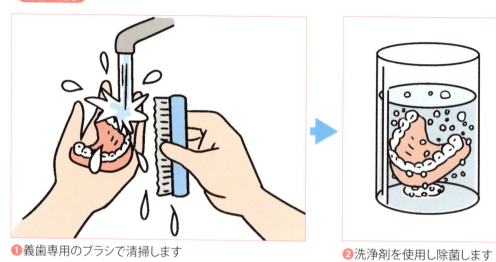

❶義歯専用のブラシで清掃します　　❷洗浄剤を使用し除菌します

口腔内に食物残渣が残っている場合があるので、義歯を外したあとは、含嗽を行いましょう。

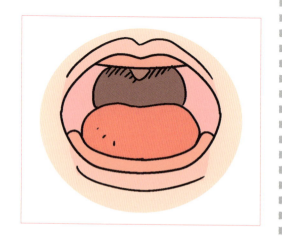

▼汚れの付きやすい部分

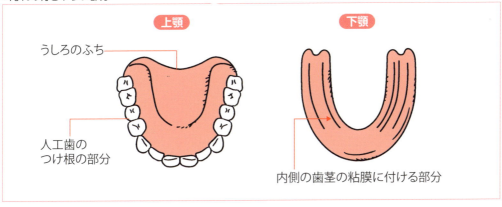

汚れが付着しやすい部分

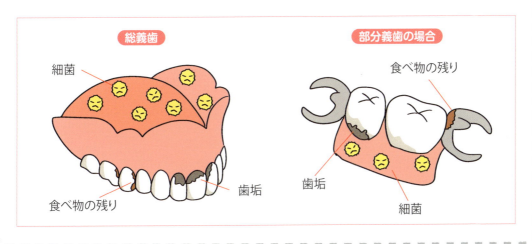

義歯の管理

　取り外した義歯は、乾燥するとひび割れや変形を起こしてしまい装着が困難になります。そのため、洗浄後は水が入っている専用の容器に保管しておきましょう。熱湯やアルコールも変形の原因となりますので、避けてください。

　取り外しができる部分入れ歯は、就寝中に誤飲、誤嚥してしまう恐れや口腔内細菌の増加の原因となりますので、夜間は必ず外しておきましょう。また義歯を装着し続けていると、歯肉が圧迫され血行障害を起こすこともあります。

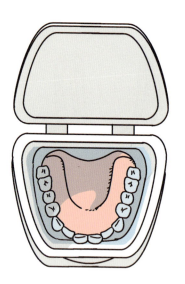

●義歯の保管

義歯を外した際には、きれいな水や義歯専用の洗浄剤が入っている容器の中に浸しておきましょう。義歯は乾燥するとヒビが入ったり、ゆがんでしまったりすることがあります。

●洗浄剤の水は一回限り

義歯専用の洗浄剤を入れた水は一回限りです。コップで保管する際はわかりやすいように目印をつけておきます。

コップの場合、飲水と間違えて誤飲してしまう恐れがありますので、使用後の水はすぐに捨てておきましょう。

口腔ケアで実際に起こりやすい事故に注意！

口腔ケアの事故について考えてみましょう。口腔内というデリケートな部分は粘膜が傷つきやすく出血を起こしやすい部位です。また、口腔ケアが刺激になり嘔吐した吐物を誤嚥し、誤嚥性肺炎を引き起こすなどのリスクもあることを頭に入れておきましょう。特に座位が難しい臥床中の患者さんは嚥下する力が低下し、誤嚥、窒息の恐れがあります。

口腔ケアでまさかの事態にならないためにもケア前の観察とケア後の確認がとても大切です。

●起こりがちな口腔ケア事故

・無理な力で歯を磨く方向を誤り口腔粘膜や歯肉を損傷してしまう。
・柄のついた歯ブラシなどの刺激によって、嘔吐や窒息を起こす。
・口腔内の確認を怠り、義歯やブリッジを誤飲、誤嚥してしまい窒息を起こす。
・スポンジブラシのスポンジがはずれてしまい、誤嚥や窒息を起こす。
・口腔ケア中、患者さんに指を噛まれる。

義歯の着脱

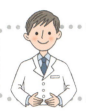
義歯の着脱には順番やコツもあります。患者さんに負担をかけないようにスムーズな着脱を心がけましょう。

総義歯の外し方

●外すときは下顎から
① 前歯の部分を親指と人差し指で持ちます。奥歯の部分を浮かし空気を入れるように取り外していきます。
② 上顎の義歯は前歯部分を持ち、奥歯の方を手前に持ってくるようにします。

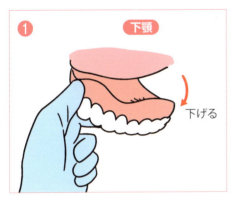

❶ 下顎　下げる

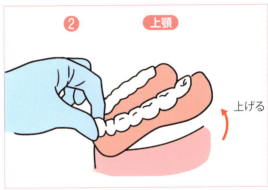

❷ 上顎　上げる

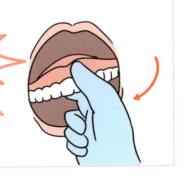

取り外すときは口腔内を傷つけないよう無理にはがそうとしないでください。

前歯の部分を親指、人差し指で持ちます。奥歯の方に少し空気を入れるように引き上げ、下に傾けるようにすると、奥歯から外れて取り出すことができます。取り出す際は、義歯を回転させるようにします。

総入れ歯のつけ方

● **装着時は上顎から**

❶ 片方の手で前歯を持ち、もう片方の手で口唇を広げます。
❷ 奥歯の方から少し斜めから回すように入れていきます。

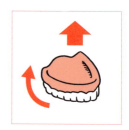

❶ 上の義歯

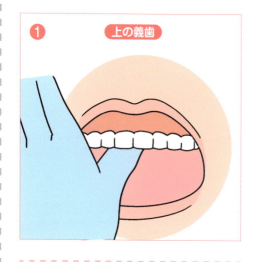

義歯の中央部分を親指で押しあて、粘膜部分に密着させます。

❷ 下の義歯

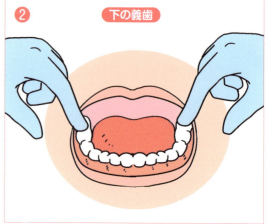

奥歯に指をあてて静かに押し込みます。

義歯を装着している人は、義歯をしていない人に比べて、口腔内の衛生状態は不良になりやすいといわれています。義歯の洗浄はもちろん、口腔内の清潔を保持できるよう努めましょう。

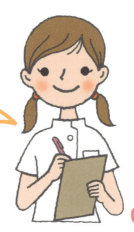

新人ナース

生活環境と口腔環境とは

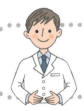
口腔の健康は生活環境に直接かかわります。そのため口腔を健康に保つことができるよう、日ごろからのケアは重要です。

生活環境とは

口腔ケアによって、口腔内を衛生的に保つことができても、生活環境の状態が悪ければ何らかの影響が現れます。例えば、ほこりやカビのひどい部屋で生活することによって肺炎を引き起こしてしまう可能性も考えられます。

口腔環境とは

出血や齲歯、口内炎などのトラブルは口腔内だけでなく全身に影響を及ぼします。最悪の場合、心臓病や糖尿病、肺炎などの全身疾患を引き起こす可能性があります。口腔内の異常をいち早く発見するためにも観察を行っていきましょう。

- ・食事が楽しい
- ・会話を楽しむ

口腔内環境の改善

- ・齲歯、歯周病
- ・誤嚥性肺炎予防
- ・爽快感
- ・乾燥、口臭予防

楽しい生活環境

毎日の口腔ケア

咀嚼する

- ・体力の向上
- ・免疫力アップ

食生活の改善

- ・消化吸収
- ・唾液の分泌量
- ・口腔内機能の向上

高齢者の口の状態と変化

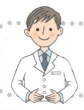

口腔のトラブルは、加齢に伴う口腔機能の低下に加えて既往症、生活習慣、薬剤の影響など、さまざまな条件が重なり合っています。

高齢者の口腔の特徴

● 歯根露出
ほかの歯肉に比べてみると元にあった歯肉の位置がわかります。

● 義歯性潰瘍
義歯が粘膜を圧迫し続けた結果、潰瘍ができてしまいます。

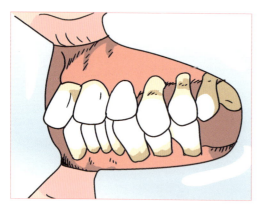

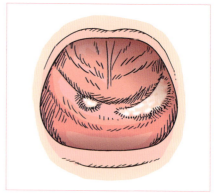

● 歯根
虫歯や歯周病などによって歯が折れてしまい、歯根だけになっていることがあります。

● 口腔乾燥
加齢に伴い唾液の分泌量の低下や、口呼吸、服薬、水分摂取量の不足などが原因となります。

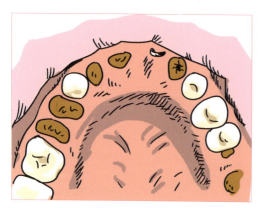

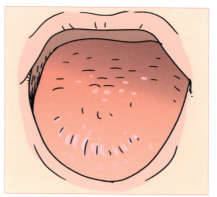

加齢に伴う悪循環

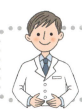 口腔内環境が悪化してしまうと口腔内だけでなく身体や精神的にも影響を及ぼしてしまいます。どのような影響があるのか考えていきましょう。

口腔内環境悪化の影響

口腔内の健康は高齢者の健康に影響します。

- ・歯の本数が少なくなる。
- ・舌の動きが悪くなる。
- ・唾液分泌量の低下。
- ・口腔の清潔が保持できない。

- ・噛みにくく、飲み込みにくいため、食欲の低下をきたす。
- ・発音が不明瞭になる。
- ・誤嚥性肺炎の危険性が高まる。

汚れた口腔内の悪循環

汚れた口腔の状態が続くことによって、すべての物事に対して消極的になりやすくなります。また、筋力や免疫力の低下から、肺炎などを引き起こしてしまうなど、命に関わることがあります。

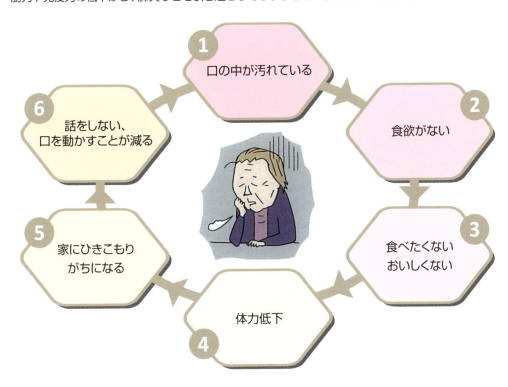

1. 口の中が汚れている
2. 食欲がない
3. 食べたくない おいしくない
4. 体力低下
5. 家にひきこもりがちになる
6. 話をしない、口を動かすことが減る

口腔ケアと誤嚥性肺炎について

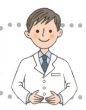
誤嚥性肺炎は、肺炎のなかでも症状がわかりにくく、高齢者に多いとされています。

誤嚥が起きる原因

食事をするときは、気管に食事が誤って入らないよう喉頭の入り口は閉じています。そのため嚥下した食べ物は食道を通り胃に入りますが、高齢になると嚥下の機能が弱くなるため、嚥下した食べ物が気管に入ってしまうことがあります。

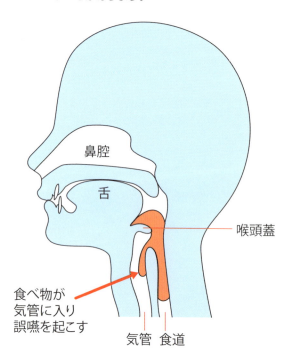

喉頭蓋がフタをせず、気管の入り口が開いた状態になっています。そうなると、食べ物が食道ではなく気管に入ってしまいます。

食べ物を口にするとき、口腔から食道を通り胃に入っていきますが、加齢に伴う、嚥下機能、嚥下反射の低下、免疫力の低下などによって、高齢者は、食事、唾液の誤嚥から誤嚥性肺炎を引き起こしやすいとされています。肺炎はわが国の死亡原因の第3位、なかでも誤嚥性肺炎は高齢者の割合がとても多いです。

誤嚥性肺炎の３つの原因

・免疫力の低下
・嚥下機能低下による誤嚥
・口腔内細菌の増殖

●症状

・発熱
・咳、痰
・呼吸困難
・元気がない、ぼんやりとしている
・胸痛
・食事に時間がかかる
・食事中、食後にむせ込みが多い
・食欲不振
・ゴロゴロとした声

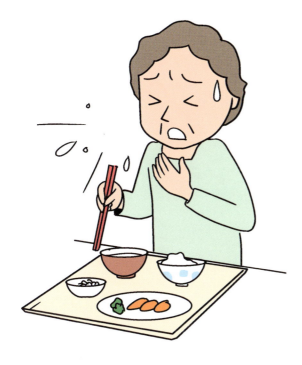

上記症状が出現しないこともあります。「何かいつもとちがう」という変化があれば誤嚥性肺炎を疑ってみましょう。

先輩ナース

就寝時でも起こる誤嚥性肺炎とは

食事をしていなくても、口腔内にある唾液が原因で誤嚥性肺炎を引き起こすことがあります。
　高齢者は口腔機能の低下から咳嗽反射（咳のこと）も低下し就寝時、無意識に唾液が気管から肺の方へ入ってしまうことがあります。また、日中と比べ就寝時は口腔内の細菌が増殖しやすいため、就寝時の口腔ケアは入念に行いましょう。

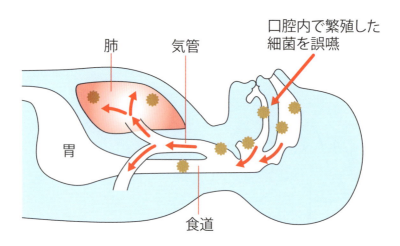

●誤嚥性肺炎予防

　誤嚥性肺炎を予防するためには、口腔ケアはもちろんですが、食事をするときの姿勢も重要です。椅子やベッドにもたれかかった状態では気道が広がっていないので、誤嚥を引き起こしやすくなります。胃液や胃のなかの内容物の逆流を防ぐためにも、食後はすぐに臥床させず、30分〜1時間ほどは座位になり身体を起こしておきましょう。

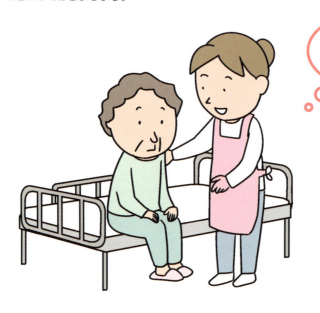

座位が保てない場合、ベッドの角度を45°〜65°に調整します。

専門職との連携

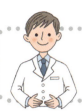
たくさんの専門家によって口腔内の環境は改善されます。チームで連携を取りながら情報を共有していくことが重要となります。

口腔ケアを支えるチーム医療（看護師の役割）

口腔ケアを行うにあたり、看護師だけでなく医師、歯科医師、歯科衛生士、栄養士、言語療法士、理学療法士、作業療法士、介護ヘルパーなど、さまざまな専門知識を兼ね備えたチームによって取り組みを行っています。

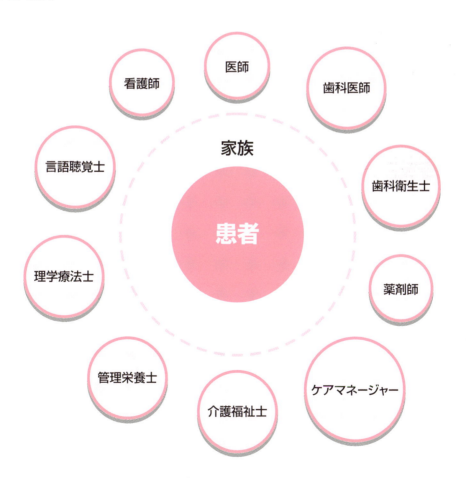

医師　　　：全身管理、検査、訓練指示、治療方針の最新決定
歯科医師　：口腔疾患の治療、処置の指示、義歯の調整
薬剤師　　：指示による調剤、薬剤説明
介護助手　：食事介助、口腔ケア
管理栄養士：食事指導、栄養管理
理学療法士：肺理学療法
歯科衛生士：口腔ケア、衛生管理
言語聴覚士：口腔ケア、摂食嚥下訓練
ソーシャルワーカー：社会資源の紹介、調整
介護福祉士：食事介助、口腔ケア

●看護師の役割

口腔ケアを行う看護師の役割は口腔トラブルをいち早く発見することです。口腔トラブルのアセスメントはもちろん、問題解決に向けてチームの連携を取るなど、調整する役割もあります。

たくさんの専門職の方たちに支えられているのね。

先輩ナース

症状別の口腔ケア

口腔ケアが難しい患者さんの場合、
口腔ケアの基本をしっかり身につけておくことで
解決できることがあるかもしれません。
臨床でありがちな症例についてご紹介していきます。

経口挿管中のケア

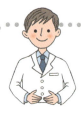

経口挿管中は、口腔内だけでなく全身状態の観察も重要になってきます。気管チューブによって口腔内の視野が狭くなり、口腔ケアが行き届かずトラブルの原因になることもあります。可能な範囲で口腔ケアを行い口腔内の清潔を保っていきましょう。

✚ 必要物品を見てみよう

基本的な口腔ケアの必要物品に加えて準備を行います。気管チューブの固定位置は事前に確認しておくことが必要です。

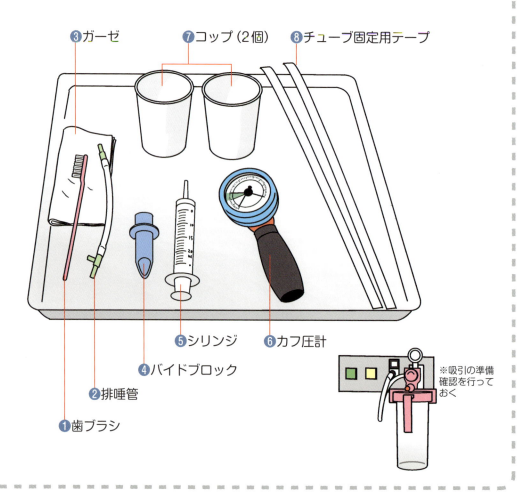

❶歯ブラシ
❷排唾管
❸ガーゼ
❹バイドブロック
❺シリンジ
❻カフ圧計
❼コップ（2個）
❽チューブ固定用テープ

※吸引の準備確認を行っておく

口腔ケア実施前に

　口腔ケア中に必要物品を途中で取りに行くことがないよう、事前の準備はしっかり行いましょう
　経口挿管中の患者さんの口腔ケアは、必ず2人で実施します。1人が気管チューブをしっかり固定しておき、もう1人がケアを行います。

●経口挿管中の肺炎

　人工呼吸器の挿管後48時以降に発生し、使用を1日長くするたびに1％ずつ発生頻度が上がるともいわれています。口腔内の細菌が気道内のチューブのカフ上部に貯留し、気道に入ってしまうと誤嚥性肺炎を引き起こしてしまうことがあります。

●患者さんへの声掛けと姿勢を整える

　口腔ケアを行うことを伝えます。意識レベルが低下して返答がない患者さんに対しても、必ず声掛けを行いましょう。

●体位の調整

　できれば30°にヘッドアップし、頸部が伸展しないよう枕やタオルなどを使用して頭部を固定します。また、衣服が汚れないよう胸元にタオルを準備しておきましょう。

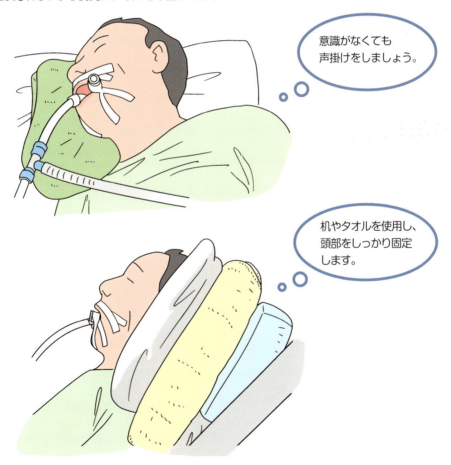

意識がなくても声掛けをしましょう。

枕やタオルを使用し、頭部をしっかり固定します。

●吸引の必要性

　唾液や痰が貯留している場合、口腔ケア前に吸引を行っておきましょう。口腔内➡カフ➡気管内の順に気道浄化を実施します。

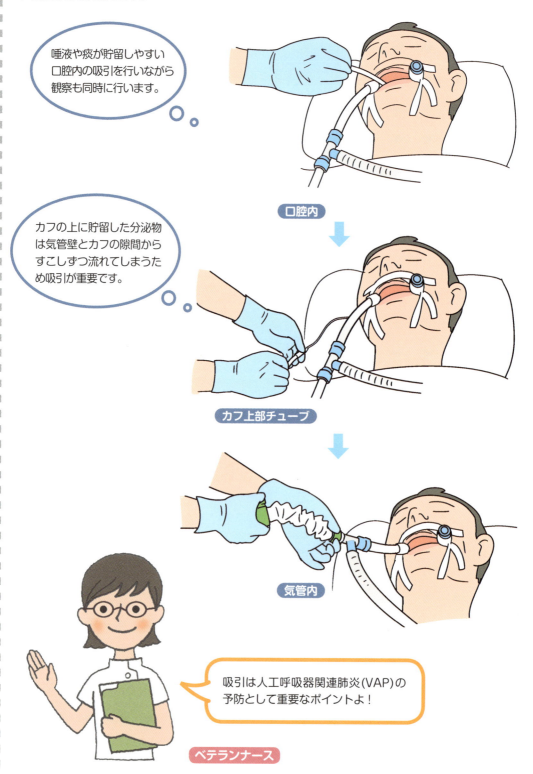

●全身状態の観察

経口挿管中の患者さんは全身状態が不安定になることが多いため、口腔ケア前にバイタルサイン*、歯の有無などの確認や観察を行います。また、口腔ケア中、口腔ケア終了後も同様に観察、確認が重要です。

●口腔ケアの実際

①気管チューブを固定

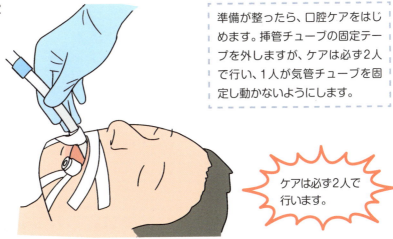

準備が整ったら、口腔ケアをはじめます。挿管チューブの固定テープを外しますが、ケアは必ず2人で行い、1人が気管チューブを固定し動かないようにします。

ケアは必ず2人で行います。

②口唇・口腔内を保湿

口唇を潤滑剤で保湿し、バイドブロックを外します。このとき、無理やり外すと口唇に貼り付いていた部分がめくれてしまうこともありますので、注意して行いましょう。

●保湿の重要性

経口挿管中の患者さんの口腔内は乾燥して唾液分泌量も低下していることが多いため、一度、口腔内を保湿しておきましょう。歯ブラシや無理なケアで粘膜を傷つけないよう保湿することで、汚れが浮き立ちケアが行いやすくなります。

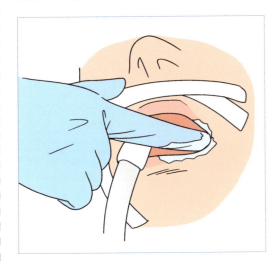 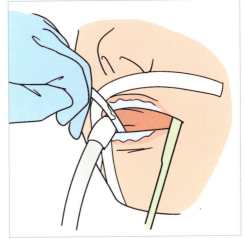

*バイタルサイン　人命に関わる情報のこと。

③固定テープを外す
　気管チューブの固定テープを外します。

固定用のテープをはがす際に気管チューブがずれないよう2人1組になって行っていきます。

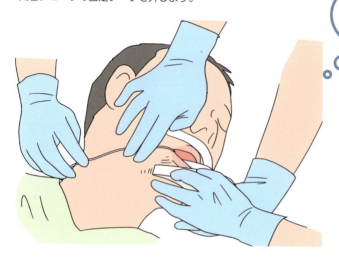

● 視野を広げる

口腔内の視野を確保するために、一度バイドブロックは外しますが、噛んでしまう患者さんや開口障害のある患者さんの場合、もう一度バイドブロックを噛ませながらケアを行いましょう。

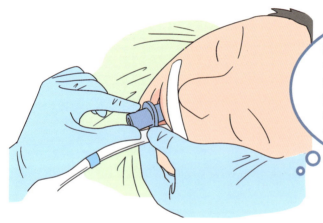

介助者1人は気管チューブ、バイドブロックを持ちます。

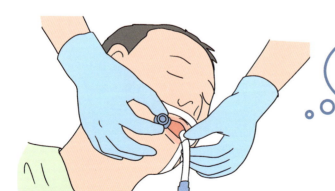

④歯磨きを行う

　一人が気管チューブを固定し、もう一人は唾液の吸引を行いながら歯磨きを行います。

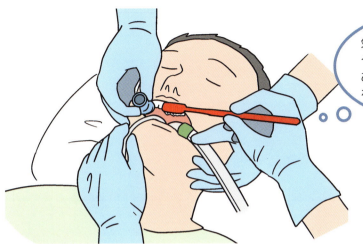

気管チューブを噛んでしまう場合、またはその可能性がある場合はバイドブロックを使用します。

⑤口腔粘膜のケアを行う

　スポンジブラシを使用し、奥から掻き出すように行います。誤嚥防止のため水分が残らないよう吸引を行いながら実施しましょう。

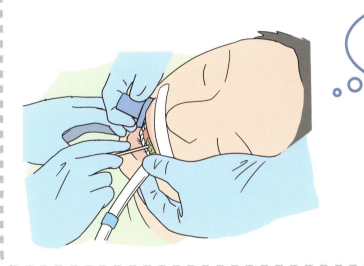

スポンジブラシに汚染物が付いた状態のまま再挿入するのは避けましょう。

気管チューブの位置と固定

同じ部分を長期間圧迫すると潰瘍を形成することがあるため、固定する位置を毎回変えていく必要があります。

▼気管チューブの移動

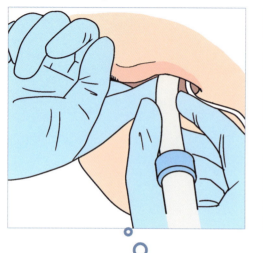
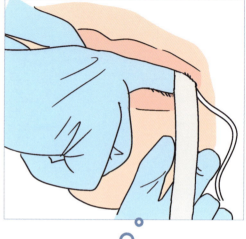

気管チューブを確認しながら舌を押し下げます。そのまま水平に気管チューブを移動していきます。指を噛まれないよう、バイドブロックも必要に応じて使用します。

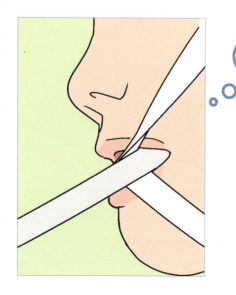

皮膚との間に隙間がなく、テープが浮かないように固定しましょう。

気管チューブの固定

①気管チューブをテープで固定する

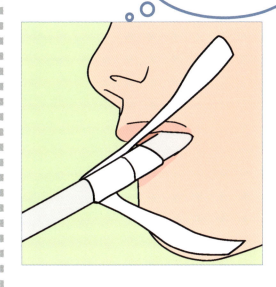

固定に緩みがあると気管チューブの位置がずれてしまいます。

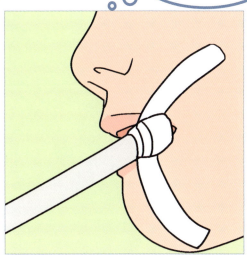

テープを巻き付けるときは常に位置を確認しながら行いましょう。

②バイドブロックをテープで固定する

　何センチの固定になるのか、医師の指示に従いしっかりと固定していきます。

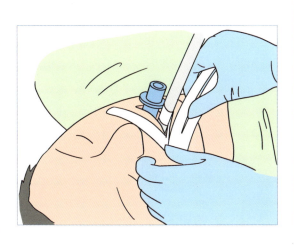

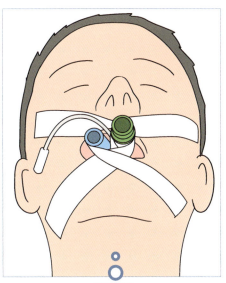

気管チューブのテープ固定です。

カフ圧の確認

　口腔ケア後には、カフ圧をチェックしましょう。その後、呼吸状態や循環状態などの観察を行い、体位を整えます。また、挿管中は口腔粘膜の乾燥を起こしやすいため、ひび割れや擦過傷などのトラブルも多いものです。そのため、口腔内、口唇に保湿剤などを塗布し乾燥を防ぎましょう。

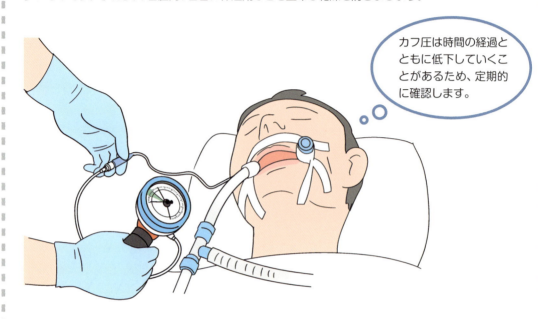

カフ圧は時間の経過とともに低下していくことがあるため、定期的に確認します。

口腔ケア前には、水や分泌物などの誤嚥を防ぐためにカフ圧を確認する習慣を身につけましょう。また、カフが柔らかいと、体位変換を行った際に自然に抜けてしまう可能性があるので、適宜確認を行うよう注意しましょう。

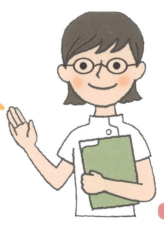

ベテランナース

● カフ圧をチェックする

　カフ圧は20cmH2O以上30cmH2O以下であることを確認します。低圧での場合、人工呼吸器関連肺炎(VAP)のリスクが高くなるといわれています。また、30cmH2Oを超えてしまうと粘膜の血流が阻害される恐れあるため、カフ圧の管理をしっかり行っていきましょう。

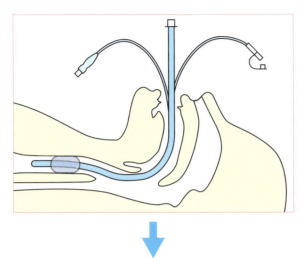

▼カフ上部の分泌物

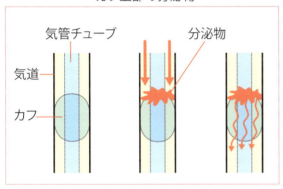

> カフの上部にある分泌物は、気管壁とカフの隙間から流れ込んでしまいます。溜まった分泌物が落ちる前に吸引していく必要があります。

> 口腔ケア後は体位を整え、バイタルサインの変化、異常がないかを確認しましょう。

先輩ナース

開口できない人のケア

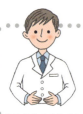
開口することが困難な場合、口腔ケアが満足に行き届かずに口腔内細菌が増殖し、口腔機能が低下してしまいます。まずは開口できない原因を明確にしていきましょう。

開口することができない原因とは

口腔ケアを行うには、口を開けて視野を確保することが大切です。開口を拒否する原因として、開口による痛み、理解不足、口腔周囲の筋硬直などが考えられます。無理な口腔ケアを行わず、まずは原因から考え対処していきます。

・口腔ケアに対する不快感、恐怖心
・必要性を理解できていない
・羞恥心、遠慮など
・口腔内トラブル（口内炎、歯肉、歯の痛み等）
・神経障害後遺症、脳血管障害、腫瘍など
・意識レベル低下

●口腔ケアに対する不快感・恐怖心がある場合

口腔ケアに不快感を示す患者さんは、口腔ケアでの嫌な思い出が原因となっていることがあるかもしれません。まずは、患者さんの話をよく聞き、原因を知った上で口腔ケアの必要性を説明してみましょう。

口腔内に開口器具を無理に入れ、押さえつけられたら二度と口を開けてくれません。患者さんに「20秒で終わりにします」など、わかりやすく、そして短い時間設定を提案していきます。

慣れてきたら少しずつ時間を増やしていけるよう協力を得ていきましょう。また、患者本人に歯ブラシを持ってもらう、鏡を見せるなど、習慣化していけるよう促してみます。

●口腔内のトラブルによって開口しない場合

はじめに口腔内の症状についてアセスメントしていきましょう。口腔内に痛みが伴う場合、できる限り痛みが出ないよう配慮しながら進めていきます。原因がわからない場合は歯科を受診し、痛みの原因を調べていきます。

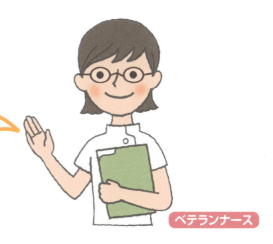

口腔内のトラブルによる痛みから、開口しない場合があります。潰瘍や顎の異常など、何らかの理由によって拒否されることもありますので、口腔内に異常がないか、しっかり観察することが大切です。

ベテランナース

開口しない人の口腔ケア

　歯ブラシを噛まれたら無理に引き抜かない。無理に引き抜くことで、歯や口腔内を損傷してしまう恐れがあります。患者さんの噛みしめが緩む瞬間を待ちましょう。

・ケア実施者の指をなるべく入れないよう、歯ブラシにガーゼを巻いて行うなど、安全に配慮
・バイドブロックを使用しながら実施。このときも指は奥に入れない程度

　歯磨きに対する恐怖心や嫌悪感が強い患者さんの場合、患者さんに歯ブラシを持ってもらい、歯磨きを行うように促します。できる範囲からはじめていき、無理な促しはやめましょう。
　口腔の緊張が強い場合、いきなりバイドブロックを噛ませるのではなく、十分なコミュニケーションや、身体に触れ緊張を徐々に軽減できるように配慮します。

●バイドブロックを使用しながらの口腔ケア

　口を開けたままにすることが難しいので、開口器を使用して口腔ケアを実施します。無理に開口器を使用すると口腔粘膜を損傷してしまう場合があるので、注意します。
　また、口腔内の視野が狭まるため直視しづらい部分があります。ペンライトなど照明器具を活用しながら行ってみましょう。

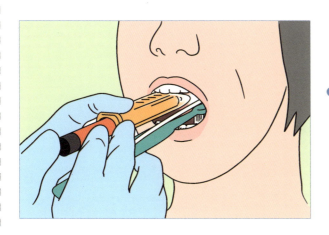

ペンライトなどを利用して視野を確保しましょう。

●開口反射を起こす「Kポイント」

下顎の奥歯の内側を押すように刺激します。
Kポイントは、臼後三角の後方内側部分に位置します。

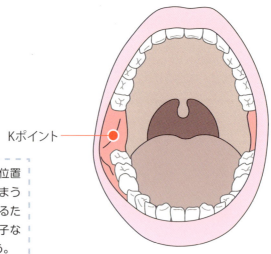

Kポイント

臼後三角の後方内側部分に位置します。指を直接入れてしまうと噛まれてしまうことがあるため、スポンジブラシや舌圧子などで軽く刺激してみましょう。

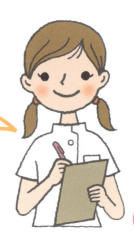

ケア中に歯ブラシなどを噛んでしまう患者さんは、自身の口腔内を傷つけるだけでなく、口腔ケアを行う実施者に危険な場合もあります。注意してください。

新人ナース

口内炎、潰瘍がある人のケア

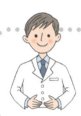

口腔内に口内炎や潰瘍がある場合、ちょっとした刺激で痛みや苦痛を与えてしまいます。また、無理なケアによって悪化してしまうこともありますので、できるだけ痛みを配慮した口腔ケアを行いましょう。

口内炎、潰瘍の原因

　口腔内トラブルの原因はさまざまですが、義歯が合わない、長期間圧迫している気管チューブなど、原因がはっきりしている場合、早急に対処する必要があります。

　また全身状態の悪い患者さんの場合、炎症や潰瘍が口腔内全体に広がっている場合があるため、観察をしっかりする必要があります。

・口腔の疾患やトラブル（びらん、口内炎、潰瘍、口唇ヘルペス、外傷など）
・長期間圧迫され続けた褥瘡による潰瘍（気管チューブ）
・化学療法、放射線療法による免疫の低下

> 痛みのある部分になるべく触れないよう、小さく柔らかい歯ブラシやスポンジブラシを使用します。また、口腔内が乾燥しないよう潤いを保つことが大切です。

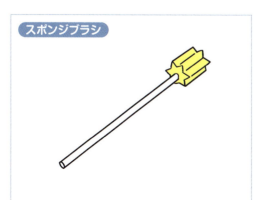

スポンジブラシ

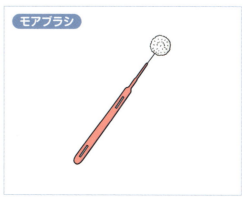

モアブラシ

・口腔ケア前のチェックポイント

□潰瘍や損傷はないか
□口を動かすと痛みがあるのか
□食べ物によって痛みがあるのか
□口唇にトラブルはないか

義歯による潰瘍

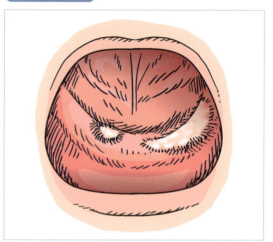

歯科医師と相談して義歯の調整を行う。

自立している患者さんの場合、痛み刺激があるため歯磨きすることを止めてしまうことがあります。そのため、口腔ケアの重要性と方法を伝えておくことが必要です。

先輩ナース

乾燥が強い人の口腔ケア

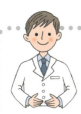

口腔内の乾燥は主に絶飲食中の患者さんに多い症状です。特に高齢者は唾液の分泌量が減少しています。絶飲食中となれば咀嚼を行うことがなくなりますので、唾液の分泌も減少し、口腔内がより乾燥しやすくなります。

口腔内乾燥の原因を考える

　唾液には自浄作用や潤滑作用などの働きがありますが、唾液分泌量が低下することにより、口腔内の乾燥状態が続き、出血や潰瘍、痛み、口臭、嚥下障害、味覚異常などさまざまな症状が出現します。
　そのため、口腔乾燥を発見した際には早急に対処する必要があります。

・口腔機能低下の原因（絶飲食中、胃ろう、経管栄養）
・口腔ケアの不足
・脱水
・呼吸状態
・環境（温度、湿度）

●口腔の乾燥を引き起こしやすい薬剤

　口腔乾燥を引き起こしやすい薬剤は多いです。また高齢になると、1種類だけでなく、数種類服用するため、副作用が出現しやすいといわれています。

・血管拡張薬　　　　　　　・血管降下薬
・利尿薬　　　　　　　　　・抗リン薬
・去痰薬　　　　　　　　　・解熱鎮痛薬
・抗不整脈薬　　　　　　　・抗てんかん薬
・消化性潰瘍薬　　　　　　・副腎ホルモン薬

●乾燥が強い患者さんの口腔ケア

　乾燥を防ぐために口腔ケアの回数をなるべく増やしていきます。また、洗口剤はアルコールが入っていると乾燥しやすいので避けましょう。

・水分補給は十分に足りているか、疾患の状態を観察しながら水分補給を検討しましょう。また、室内環境を整えることも大切なので、室内の加湿を行っていきます。

・口腔粘膜の乾燥を起こすと、唾液によって保護されていた粘膜の保護がなくなり、ひび割れなどによって口腔粘膜が損傷してしまいます。損傷によって出血や痛みを生じ、感染を引き起こしてしまう可能性もあるため、口腔内の保湿に努めていきましょう。

●唾液腺マッサージで唾液の分泌を促す

口腔ケアと一緒に、唾液腺のマッサージで唾液分泌を促し、口腔内の乾燥を予防しましょう。

耳下腺

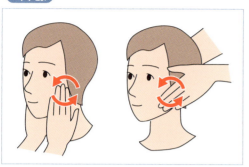

耳の下に4本の指をあてて、前の方に向かって円を描くようにやさしくマッサージを行います。

顎下腺

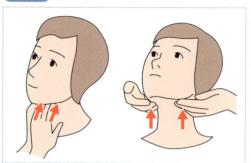

顎の突出部から約3cm内側を押します。

舌下腺

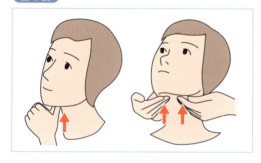

顎のとがった部分、舌の付け根の真下にあります。下顎から舌を突き上げるように押していきます。

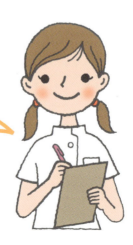

マッサージ中に唾液がたまってきた場合、一度マッサージを中止し、唾液を「ごっくん」と飲み込んでもらいます。たまった唾液が気道に入ってしまうと誤嚥を起こしてしまう可能性もあるため、確認しながら進めていきます。

新人ナース

動揺歯の人の口腔ケア

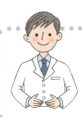
歯の動揺がひどい場合、あらかじめ歯科医師と連携を取りながら抜歯していくことも考えられます。脱落した歯が誤嚥を起こしてしまったりすることもあるので、注意していきましょう。

動揺歯について

歯周病や外傷性咬合(こうごう)、高齢の患者さんは、動揺歯が見られることもあります。動揺歯は痛みや出血を伴うとともに、口腔ケアによる歯の脱落も考えられますので、慎重に丁寧に行ってください。また口腔ケアは、誰が行っても注意が行き届くようスタッフ間で情報を共有しましょう。

動揺の程度が大きい場合、抜歯を考えます。上下左右に動き歯列からはみ出している3度以上のものは、少しの刺激で抜けてしまい誤嚥の恐れがあります。歯科医師に報告し、患者の同意が難しい場合は家族からの同意を得て行いましょう。

▼歯の動揺度の分類

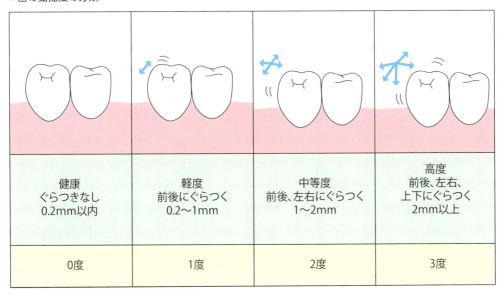

健康 ぐらつきなし 0.2mm以内	軽度 前後にぐらつく 0.2〜1mm	中等度 前後、左右にぐらつく 1〜2mm	高度 前後、左右、上下にぐらつく 2mm以上
0度	1度	2度	3度

口臭の強い人の口腔ケア

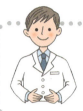

口臭はさまざまな原因がありますが、本人は気がつきにくく周囲も指摘しづらい問題です。また、口臭は口腔内の汚れを反映していることも多いため、その原因を把握しながら口腔ケアを行うことが大切です。

口臭の原因とは

● 歯石、歯垢

歯磨きだけで落ちない歯石は、歯垢が石灰化したものです。歯石は通常の口腔ケアでは落とすことはできず、歯科医師、歯科衛生士による口腔ケアの実施が必要となります。

● 歯周病や齲歯による原因

口腔ケアを行うとともに、歯科受診を行い歯科医師、歯科衛生士との連携が必要となります。歯周病や齲歯が原因となる場合、生活習慣、口腔ケアの習慣化も見直す必要があります。

● 疾患

胃疾患や肝疾患などにより、口臭が強く出現していることがあります。

● 口腔内乾燥

高齢になると唾液の分泌量が低下することで口腔内が乾燥しがちです。また、ストレスや薬剤の影響から唾液が出にくくなることもあります。口腔ケアを行ったあとは保湿剤を使用し、乾燥を防ぐようにしましょう。

● 舌苔

舌苔は、体調の変化や薬剤によって症状がさまざまですが、食物残渣によって汚れが蓄積されることが多いです。無理やり口腔ケアを行ことで出血や口腔粘膜を損傷する恐れがあるので、保湿してから行いましょう。

● 出血

どこからの出血で、何が原因なのかアセスメントする必要があります。歯周病が原因の場合、出血することに臆することなく、しっかり口腔内のケアを行いましょう。

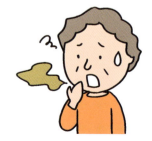

出血がある人の口腔ケア

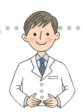

まずは、なぜ出血をしているのか原因を把握し、対応していかなければなりません。また、出血しているからという理由で口腔ケアを後回しにしないようにします。疾患や薬剤の関連からも考えてみることが大切です。

出血の原因

出血の原因から口腔ケアの方法もまったく違いが出てきます。例えば、歯周病が原因となる場合は、出血をしてもしっかりと口腔ケアを行う必要があります。ブラッシングを行い、口腔内の歯垢を落としていかなければ、歯周病はさらに進行し、最後には歯を失ってしまうことがあります。

また、歯周病が原因でない場合は口腔内をしっかり観察しながら口腔ケアを進めていきましょう。口腔内の汚れや歯垢を除去するためにも、主治医や歯科医と連携しながら口腔ケアを行います。

- ・歯周病の進行
- ・口腔乾燥
- ・口腔がん
- ・血液疾患
- ・肝疾患
- ・抗凝固薬の服用
- ・外傷

●出血時のケア

- ・歯ブラシは柔らかいものを使用し、強くこすらず保湿剤を塗布して乾燥を防ぎましょう。
- ・出血している部分には、保湿剤を塗布したガーゼを患部に当てながらケアします。乾いたガーゼでは、剥がした際に血液がはり付き再出血する恐れがあるため、保護しながら行いましょう。
- ・出血部位にある付着物は無理にはがそうとしないでください。
- ・うがいを強くし過ぎないよう行いましょう。

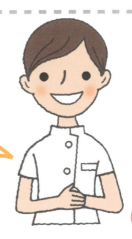

出血を飲み込んでしまうと、気持ちが悪くなることがありますので、吐き出してもらいましょう。また、出血が止まらない場合はすぐに主治医に相談しましょう。

先輩ナース

出血時の口腔ケアグッズ

●モアブラシ
柔らかい毛束なため、過敏な粘膜のケアに適しています。

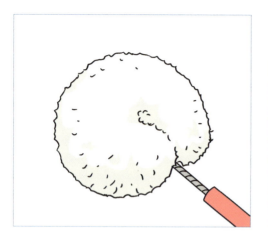
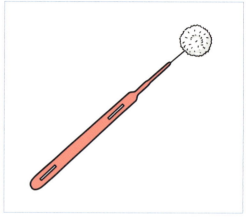

●ポイントブラシ
力をいれなくても軽くこするだけで汚れが落ち、1本1本細かく磨けます。

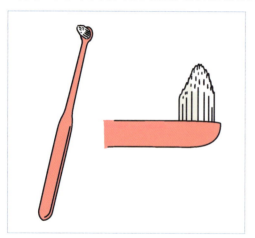

歯並びの悪い部分や歯と歯肉の部分など、汚れが溜まりやすく、磨き残しの多い部分に適しています。

▼ヘッドが小さく柔らかい歯ブラシ

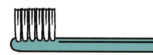

　出血の原因が歯周病であるとき、歯垢をしっかり落とすことができるよう、歯ブラシを使って磨いていきましょう。

片麻痺がある人の口腔ケア
へんまひ

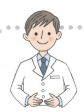
麻痺のある患者さんは、嚥下障害、呂律（ろれつ）がまわらない、言葉が出にくいなどの症状があります。また、誤嚥を引き起こしやすいため注意深く観察する必要があります。

➕ 片麻痺の原因とは

　片麻痺とは、側方（そくほう）の上肢下肢が麻痺している状態をいいます。主な原因には、脳血管障害（脳出血、脳梗塞など）、事故などによる脳外傷や多発性硬化症などがあります。また、右脳、左脳の損傷部位によっても症状の出現に違いがあります。

脳と片麻痺について

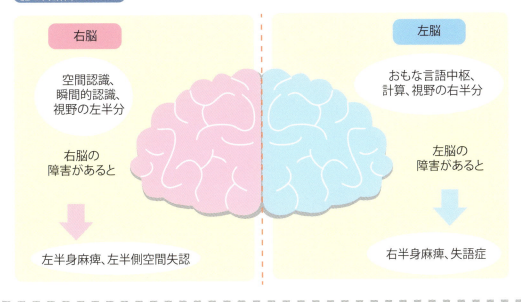

- 右脳：空間認識、瞬間的認識、視野の左半分
- 右脳の障害があると → 左半身麻痺、左半側空間失認
- 左脳：おもな言語中枢、計算、視野の右半分
- 左脳の障害があると → 右半身麻痺、失語症

➕ 片麻痺患者さんの介助と援助

●食物残渣がたまりやすい

　健側（けんそく）＊で咀嚼をしても、食べ物が患側に流れてしまうことがあります。患側（かんそく）＊は食べ物の感触がないため、食物残渣として蓄積しやすいので、確認を行いながら口腔ケアを行いましょう。

●ベッド上で行う

　片麻痺のためベッド上で口腔ケアを行う場合、セミファーラー位*で顎を引くような姿勢を取ります。顎を引くことで麻痺側の咽頭が狭くなるため、唾液などの誤嚥を起こしにくくなります。

●誤嚥の危険性がある

　誤嚥予防として口腔ケアを行う前に安定した姿勢にします。また、吸引カテーテルの付いた歯ブラシを用いて誤嚥を引き起こさないよう吸引しながら行います。

●誤嚥性肺炎予防

　誤嚥性肺炎を予防するためには、口腔ケアはもちろんですが、食事の際の姿勢も重要です。椅子やベッドにもたれかかった状態では気道が広がっていないので、誤嚥を引き起こしやすくなります。胃液や胃内容物の逆流を防ぐためにも、食後はすぐに臥床させず、30分～1時間ほどは座位になり身体を起こしておきましょう。

▼吸引カテーテル付き歯ブラシ

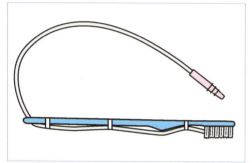

▼吸引装置

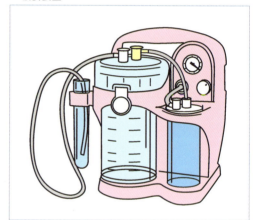

●片手でできるコップ

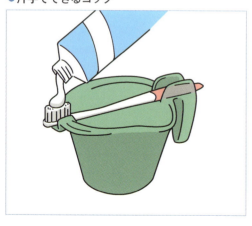

自力で行える部分は見守りながら、介助を行います。

＊**健側**　障害のない健常な側をいう。
＊**患側**　麻痺などにより障害がある側をいう。
＊**セミファーラー位**　上半身を約15～30°上げた姿勢。下にずれやすいため膝の上に枕やクッションを入れて体位を保持する。

意識障害がある人の口腔ケア

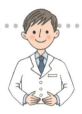

意識障害がある場合は、脳機能の低下から嚥下、嘔吐、咳嗽の反射がすべて低下しているため、誤嚥や窒息には十分注意する必要があります。また、口腔内の細菌が気道に侵入して誤嚥性肺炎を起こす恐れがあるため口腔ケアは重要です。

意識障害とは

脳の機能障害によって物事を正しく理解することや、周囲の刺激に対する適切な反応が損なわれている状態をいいます。

●意識障害評価スケール

意識障害の評価スケールを用いることで、自発運動の有無や刺激反応などを客観的に把握することができます。

意識障害を客観的に判断する代表的なものには、ジャパン・コーマ・スケール(Japan Coma Scale：JCS)、グラスゴー・コーマ・スケール(Glasgow Coma Scale：GCS)があります。

●意識障害の原因とは

原因はさまざまですが、一般的に中枢神経の機能が低下することによって反射機能、運動機能の低下が認められます。

・脳血管障害
・脳炎、髄膜炎などの感染性疾患
・頭部外傷
・脳腫瘍
・心筋梗塞
・中毒症
・ナルコレプシー*

＊**ナルコレプシー**　睡眠発作、情動脱力発作、睡眠麻痺、入眠時幻覚を主な症状とする疾患。日常生活に支障をきたすほど、日中強い眠気に襲われる。

口腔ケアの問題

●経口摂取の困難
　意識障害のある患者さんは、経口摂取が行われていない場合が多いため口腔内の環境は悪化しています。また、食べ物を咀嚼していないことにより唾液の分泌量が減少しています。そのため、口腔粘膜の易損傷や易感染などが起こりやすい状態にあります。

●口腔内乾燥
　唾液分泌量が少ないため、口腔内の乾燥を起こしている場合が多いです。粘膜損傷を予防するためにも口腔ケアを行う前には、口腔内を湿潤させてから実施していきましょう。

●痰や分泌物について
　意識障害による脳機能の低下によって嚥下、咳嗽反射などの低下も考えられます。そのため、胃や食道から逆流した吐物や痰、分泌物などの貯留したものが気管や肺に誤嚥し、誤嚥性肺炎を引き起こしてしまう恐れがあります。

●口腔内の細菌
　意識障害のある患者さんは、唾液の分泌量が減少しているため口腔内にいる細菌が繁殖しやすい状態にあります。細菌が繁殖した唾液や分泌物を誤嚥し、誤嚥性肺炎を引き起こしやすいため、毎日の口腔ケアで清潔に保つことが重要となります。

口腔ケア中に指をかまれてしまう恐れがあるため、バイドブロックを準備しておきましょう。

新人ナース

摂食・嚥下障害がある人の口腔ケア

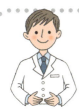

絶飲食中は「食べ物を口にしていないから口腔ケアの必要性はあるのか？」と思いがちですが、食べ物を口にせず長期間の絶食が続くと口腔や咽頭の機能が低下してしまいます。そのため、口腔内は細菌が増殖しやすい劣悪な環境になることがあります。

口腔ケアのポイント

消化器官を使用しなくなると、消化吸収障害、免疫力の低下が起こるようになります。唾液の分泌量の低下や、口腔内の乾燥、細菌の増殖にもつながり、飲み込んだ唾液によって誤嚥性肺炎を引き起こすリスクも高くなります。そのため状態に応じた嚥下訓練を早期に行いましょう。

絶飲食のため、乾燥しがちな口腔粘膜は損傷をしやすい状態です。スポンジブラシを使用し、口腔内を湿潤させてから実施していきましょう。

うがいすることが難しい場合、歯磨剤の使用は最小限にします。歯磨剤が口腔内に残ることで口腔内乾燥を助長してしまう恐れがあります。また、マウスウォッシュを水で薄めたものをガーゼに含ませ、歯磨剤代わりに拭き取ることは、口腔内をスッキリさせるので効果的です。

口腔ケアは座位もしくはベッドを30°ギャッチアップし、側臥位で実施します。麻痺がある場合は健側を下にして行います。少量の水分でも誤嚥してしまうリスクは高いので、吸引がすぐにできるよう環境を整えておきましょう。

口腔ケアを行うことで刺激を与え、唾液の分泌、日中の覚醒状態の改善にもつながります。

先輩ナース

口腔ケア時の姿勢調整

姿勢調整時の注意
- 体幹が安定している
- 気管進展位をとらない
- 頸部に過緊張がない
- 腹部に緊張がない（膝を軽く曲げている）
- 患者に負担がない
- 介助者に負担がない

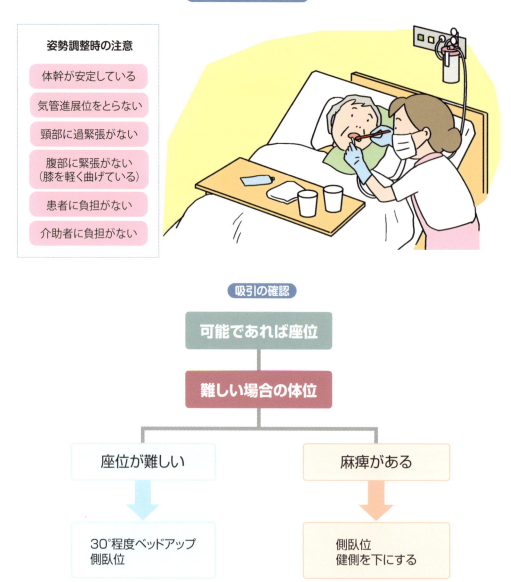

吸引の確認

可能であれば座位

難しい場合の体位

- 座位が難しい → 30°程度ベッドアップ 側臥位
- 麻痺がある → 側臥位 健側を下にする

　側臥位で行う場合、口腔ケアによって出た汚水を誤嚥してしまう恐れがあります。誤嚥リスクが高い患者さんの口腔ケアを行う前には、吸引がすぐに行えるよう準備しておくことが必要です。また患者さんの状態に合わせた体位で安全に行います。

アイスマッサージ

アイスマッサージは嚥下反射を誘発する方法です。凍らせた綿棒を水をつけて口腔内の前口蓋弓から舌根部、咽頭後壁を軽くマッサージしていきます。また、摂食の準備や食事中の嚥下が止まってしまったときなどにも効果的です。

▼必要物品

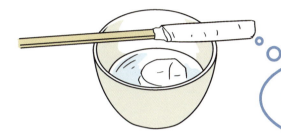

あらかじめ湿らせて冷凍した綿棒、もしくは氷水で、そのつど固く絞って使用します。

● アイスマッサージの方法

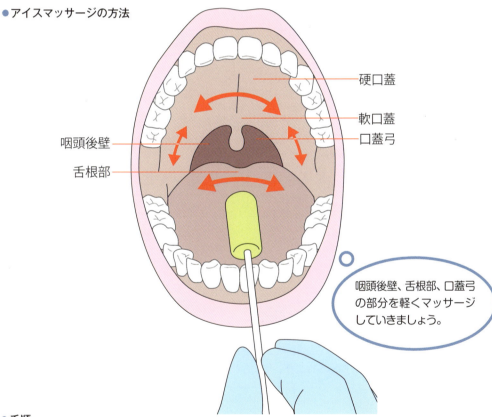

硬口蓋
軟口蓋
口蓋弓
咽頭後壁
舌根部

咽頭後壁、舌根部、口蓋弓の部分を軽くマッサージしていきましょう。

● 手順

① 声掛けを行い、体位を整えます（座位またはギャッチアップ）。
② 口腔ケアを行い、口腔内を清潔にしておきます。
③ 凍った綿棒に少量の氷水を付け、軟口蓋や舌根部を軽く2～3回刺激した後、嚥下を促します。
④ 嚥下が起こらない場合、もう一度繰り返します。

認知症がある人の口腔ケア

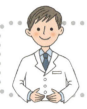

認知症の患者さんが口腔ケアを拒否した場合、無理強いしたりしないように原因を知るためのアセスメントを行いましょう。

認知症の原因

●**アルツハイマー型認知症**
脳内のたんぱく質異常によって、脳内の神経細胞が徐々に壊れてしまう進行性の脳変性疾患です。

●**脳血管障害認知症**
脳梗塞や脳出血によって認知機能に障害を起こします。

●**レビー小体型認知症**
　脳内にある神経細胞内にレビー小体という特殊なたんぱく質の増加することが原因となります。症状は筋肉の萎縮、幻覚、幻視、睡眠障害などが起きやすくなります。

●**ピック病**
　前頭側頭型認知症の一つ。前頭葉や側頭葉に委縮が起こります。働き盛りの若い世代に多く性格の変化や行動異常を特徴とします。

●**脳腫瘍**
　脳腫瘍の発生部位によって言語障害、性格変化などのさまざまな症状が出現します。

●**脳外傷**
　頭部を強く打ち付けたことによって頭蓋骨と脳の間に血腫ができ(硬膜下血腫)、しばらく経過してから、見当識障害や歩行障害などが出現します。手術による治療が有効です。

●認知症の主な症状

認知症の主な症状は大きく2つに分かれ、中核症状と周辺症状（BPSD）とがあります。中核症状とは、脳の認知機能の低下によって起こる症状で、周辺症状（BPSD）はその人の置かれている環境や人間関係、性格などが絡み合って起きるもので、人によって出現は異なります。

中核症状と周辺症状（BPSD）

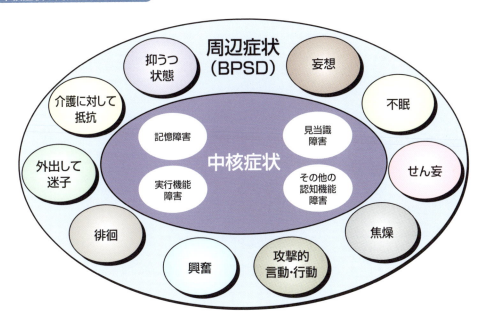

口腔ケアを行うときは患者さんの視界に入って声掛けをし、笑顔でゆっくり話しながら、安心感を与えるようにします。いきなり身体に触れることは嫌悪感を抱きやすいため、声掛けから徐々に促していきます。また、口腔ケアに集中ができるよう洗面台に誘導し、水を流して音を聞いてもらうなど、口腔ケアにつながる工夫を行ってみましょう。

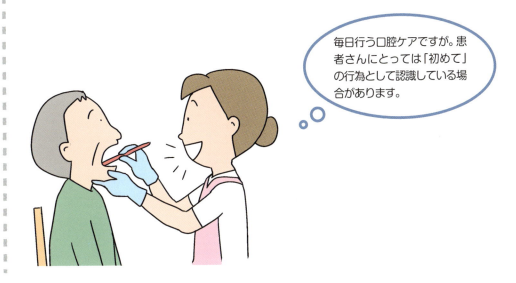

毎日行う口腔ケアですが、患者さんにとっては「初めて」の行為として認識している場合があります。

● **拒否する患者さんへの対応**

　口腔ケアに対して拒否がある場合、無理に歯ブラシを入れようとしたことで、患者さんが手をあげたり、大きな声を出したりすることがあります。抵抗している患者さんには無理に実施せず、わかりやすい言葉を探りながら声掛けを行います。

　実際に歯ブラシを患者さんに持ってもらうなどゆっくりと口腔ケアが行えるよう誘導をしていきましょう。歯ブラシを口にしたことや、歯を磨けたことで口腔内がきれいになったことを褒め、頑張ったねぎらいの言葉をかけるなど、歯磨きへの恐怖心を軽減させていきます。

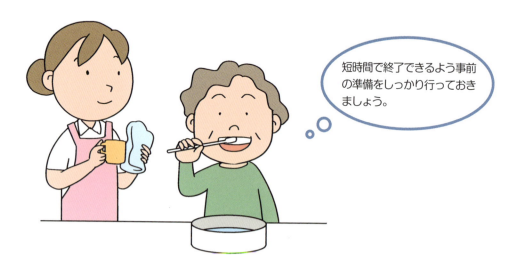

短時間で終了できるよう事前の準備をしっかり行っておきましょう。

口に触れることに過敏になっている場合は、手や足などから徐々に近づけるようにタッチングを行います。タッチングを嫌う場合はしばらく様子を見ながら行いましょう。

先輩ナース

糖尿病がある人の口腔ケア

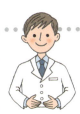

糖尿病による高血糖状態が続くと、体の免疫力が低下し、感染症にかかりやすい状態になります。そのため、糖尿病の人は健康な人に比べ歯周病を起こしやすいといわれています。

糖尿病の分類

糖尿病とは、インスリン分泌の障害に伴う慢性高血糖を主とし、さまざまな代謝異常を伴う疾患です。

●1型糖尿病と2型糖尿病とは

①1型糖尿病

主に小児から青年期に多く、糖尿病全体のおよそ5％とされています。比較的、急激に発症することが多く、すい臓のインスリンをつくっている細胞が壊され、最終的には、体内のインスリン量が絶対的に不足するため、インスリン注射が必要となります。

②2型糖尿病

主に、中年期、老年期に多く、糖尿病全体の約95％が2型糖尿病です。生活習慣の乱れや遺伝的素因も加わって発症します。症状の進行は比較的遅く、生活習慣を見直すことで合併症や重症化を防ぐことができます。

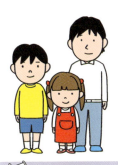

1型糖尿病
小児期に起こることが多い、インスリン療法が必要。

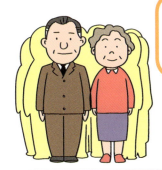

2型糖尿病
中年以降に多い、遺伝的体質に肥満などの要因が原因となる、生活習慣病ともいわれ、食事・運動療法が基本となる。

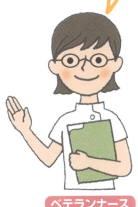

最近は食生活が豊かになって、若年層の2型糖尿病のリスクが高まっているのよ。

ベテランナース

糖尿病の症状

高血糖症状として、口渇、多飲、多尿、全身倦怠感、体重減少などの症状が見られます。

●糖尿病の３大合併症

糖尿病は自覚症状がはっきりしないため、放っておくと合併症が進行してしまいますので、きちんと治療を受けましょう。

- **糖尿病性網膜症**
  単純網膜症➡前増殖網膜症➡増殖網膜症と進行し、最悪の場合は失明の恐れがあります。

- **糖尿病性腎症**
  腎症前期➡早期腎症➡顕性腎症➡腎不全期➡透析療法期と経過していきます。

- **糖尿病性神経障害**
  下痢、便秘、手足のしびれと痛み、吐き気、こむら返り、立ちくらみなどの症状が出現します。

▼糖尿病３大合併症

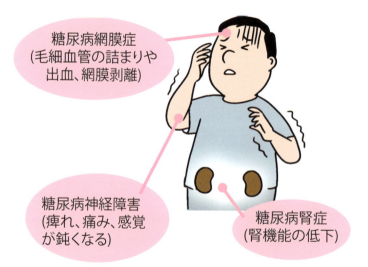

●糖尿病と歯周病

糖尿病と歯周病は深く関わりがあり、歯周病は「糖尿病の合併症」ともいわれています。
糖尿病による高血糖状態が続くと、歯周組織の血管がもろくなり傷ついた血管から歯周病菌が感染しやすくなるとされています。また、免疫力が低下することで、易感染状態となるので、糖尿病は歯周病になりやすいのです。

糖尿病と歯周病の負のスパイラル

糖尿病と歯周病は、相互の症状に悪い影響を及ぼすといわれています。

歯周病のある人は
糖尿病治療が
難しくなりやすい

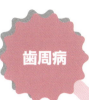

血管が弱くなる

血流が悪くなる

抵抗力が弱くなる

歯周病に感染しやすい

血糖値の
コントロールが
困難になる

インスリンの働きが
妨げられる

歯周病菌の毒素や
炎症に関連する物質が
増加する

糖尿病の悪化

● 口腔ケアの留意点

　自立している場合、本人に口腔ケアの必要性を伝えます。すでに歯周病にかかっている場合、傷つけてしまったり、出血してしまったりしないよう、柔らかめの歯ブラシで優しく磨くように促します。

糖尿病が悪化すると歯周病も悪化し、歯周病が悪化すると糖尿病も悪化してしまうのね。

新人ナース

MEMO

口腔機能の向上

口腔周囲筋を積極的に動かすことで唾液分泌を促進し、
摂食・嚥下、発音機能を維持・改善をしていきましょう。

口腔機能訓練

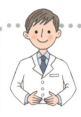
加齢、疾患、障害などによって低下した口腔機能を回復、または維持していけるようリハビリテーションを行います。口腔内、口腔周囲筋を積極的に動かしていくことで唾液の分泌を促し、摂食や嚥下、発音などの機能を改善する効果が期待できます。

リハビリテーションで口腔機能を高めよう

●摂食・嚥下訓練
訓練を行うことで頬や舌、口唇、頸部などの緊張を和らげ、食べこぼしや誤嚥予防に効果的です。

口すぼめ深呼吸

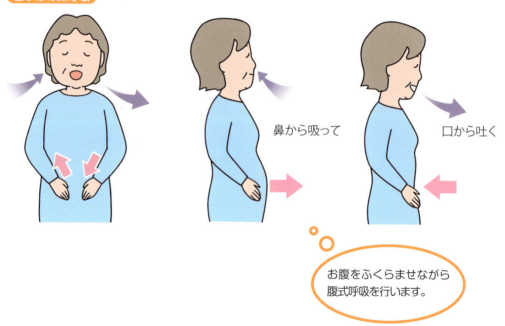

鼻から吸って　　口から吐く

お腹をふくらませながら腹式呼吸を行います。

足を肩幅に開いて足裏を床にしっかりつけます。腹部を圧迫しないよう椅子に腰かけて座位の姿勢をとります。腹部に手を置いて、ゆっくり腹部が膨らむことを意識しながら空気を鼻から吸い、口唇をすぼめて口からゆっくり吐き出します。これを2～3回繰り返しましょう。

頸部・肩の緊張を緩める体操

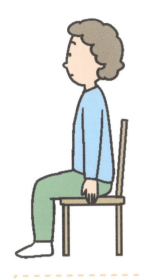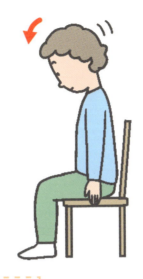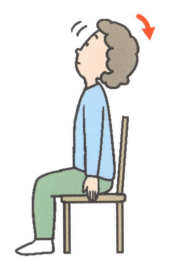

背筋を伸ばしてまっすぐに座った状態から頸部前に倒し、次に天井を見上げるように後ろに倒します。

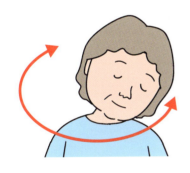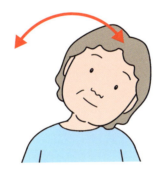

右側1回、左側1回と左右の頸部を回したら、肩に耳をつけるように頭を左右に傾けます。

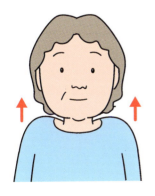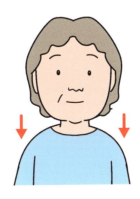

鼻から息をゆっくり吸いながら両肩を上げていきます。口から息をゆっくりと吐きだして、リラックスするように肩を落としていきます。

頬の体操

口唇と頬の筋肉を鍛えるとともに、唾液腺も刺激されるため唾液の分泌にも効果が期待できます。

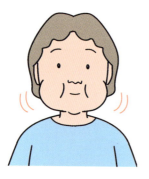 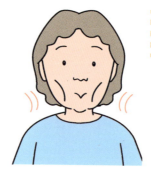

口唇を閉じて両頬を膨らませたり、へこませたりしていきます。

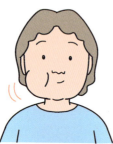

左右の頬を交互に膨らませていきます。

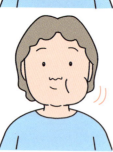

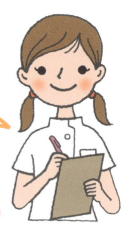

一つひとつの形を確認しながらゆっくり行います。頬の張る感じを意識しましょう。

新人ナース

舌を動かす体操

舌の筋肉を動かすことで、咀嚼や嚥下に関わる動きを保つことができます。

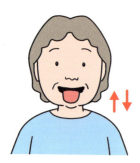 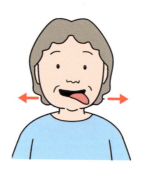

大きく口を開き、舌を前にできるだけ出すことを3回繰り返します。次に舌先で左右の口角に触れるようにしていきます。同じく3回ずつ行いましょう。

●発音の練習

●パタカラ体操

パタカラ体操とは、食べ物を嚥下する動作に必要な口腔の筋力を鍛える体操です。

パ	タ	カ	ラ
口唇をしっかり閉じてから開く	上顎前歯の後ろに舌先をおき力を入れて発音する	舌の奥を喉の方に押し付けるように行う	舌先を上にあげて発音する

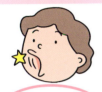

| 口唇の閉鎖機能を高める | 食事の取り込みを高める | 送り込みの動作を高める | 鼻咽頭閉鎖を高める |

●パタカラ体操の効果

パ：口唇をしっかり閉じることで出る音。上下の口唇の開け閉めが大切なので、鍛えることで口を閉じて飲み込むことができるようになります。

タ：舌の先が口蓋に触れて出る音。
舌を前に押しだす力を鍛えることで食べ物を舌で取り込み、そのまま喉の奥へ運ぶことができます。

カ：舌の後ろが口蓋の奥に触れて出る音。
舌を後方に引くことが鍛えられ、食べ物をさらに奥に運ぶ働きが期待されます。

ラ：舌が口蓋の前方に触れて出る音。
この部分を鍛えることで、飲み込んだときに「ゴクン」とできるようになります。

MEMO

参考文献

- 『今日からできる！ 摂食・嚥下・口腔ケア』 三木達人著、照林社、2013年9月刊
- 『はじめての口腔ケア』 道脇幸博著、株式会社メディカ出版、2015年2月刊
- 『早引き 介護の口腔ケア ハンドブック』 横尾聡、前川美智子、橋本由利子著、株式会社ナツメ社、2014年4月刊

索引

●あ行

アイスマッサージ	115
アミラーゼ	25
アルツハイマー型認知症	116
アングルワイダー	51
医師	86
意識障害	111
意識障害評価スケール	111
易出血状態	66
咽頭	11,23
咽頭期	31
齲歯	34,48,106
エナメル質	14
円滑作用	25
嚥下	31
嚥下後誤嚥	33
嚥下障害	113
嚥下中誤嚥	33
嚥下前誤嚥	33
オーラルバイト	49
親知らず	16

●か行

ガーグルベースン	47,69
開口器具	49
介護助手	86
介護福祉士	86
潰瘍	101
顎下腺	24
カフ圧	11
看護師	86
緩衝作用	25
感染予防	56
乾燥	103
含漱	47,68
患側	110
管理栄養士	86
気管チューブ	88,94
義歯	73
義歯性潰瘍	80
器質的口腔ケア	29
義歯ブラシ	47
機能的口腔ケア	29
ぎゃっちアップ	55
吸引カテーテル付き歯ブラシ	110
吸引ブラシ	47
口すぼめ深呼吸	124
グラスゴー・コーマ・スケール	111
経口挿管中	88
軽度歯周炎	40
頸部・肩の緊張を緩める体操	125
言語聴覚士	86
犬歯	15
健側	110
口蓋	10,23
口蓋垂	10
口腔	10,11
口腔環境	79
口腔乾燥	80
口腔期	31
口腔機能訓練	124
口腔ケア	28,45
口腔内乾燥	103,106,112
硬口蓋	23
口臭	106
口唇	10,12
口内炎	101
誤嚥	33

誤嚥性肺炎	82
黒毛舌	20

●さ行

座位	53
歯科医師	86
歯科衛生士	86
耳下腺	24
歯間乳頭	22
歯間ブラシ	45
歯頸部	47
歯垢	39,106
歯根	80
歯根膜	15
歯根露出	80
歯質の再石灰化の促進	25
歯周組織	15
歯周病	39,43,106,120
自浄作用	25,28
歯髄	14
歯石	39,106
歯槽骨	15
舌	10,18
舌ブラシ	46,72
舌を動かす体操	126
歯肉	10,15,21
歯肉炎	40
歯磨剤	48,65,72
ジャパン・コーマ・スケール	111
重度歯周炎	41
周辺症状	117
出血	106,107
準備期	31
消化作用	25
小臼歯	15
小唾液腺	24
食道期	11,31
食物残渣	68
人工呼吸器関連肺炎	90

スクラッビング法	63
スポンジブラシ	66,101
生活環境	79
舌下腺	24
舌根	18
切歯	15
摂食・嚥下訓練	124
摂食障害	113
舌苔	20,71,106
舌体	18
舌乳頭	19
セミファーラー位	110
セメント質	15
先行期	31
総入れ歯	73
総義歯	73
象牙質	14
ソーシャルワーカー	86
側臥位	54

●た行

大臼歯	15
大唾液腺	24
唾液腺	24
唾液腺マッサージ	104
タッチング	118
中核症状	117
中等度歯周炎	40
手洗い	56
デンタルフロス	45
電動歯ブラシ	47
糖尿病	119
糖尿病性神経障害	120
糖尿病性腎症	120
糖尿病性網膜症	120
動揺歯	105

●な行

- ナルコレプシー……………………………… 111
- 軟口蓋………………………………………… 23
- 認知症………………………………………… 116
- 粘膜ブラシ…………………………………… 46
- 粘膜保護作用………………………………… 25
- 脳外傷………………………………………… 116
- 脳血管障害認知症…………………………… 116
- 脳腫瘍………………………………………… 116

●は行

- 歯……………………………………………… 10,14
- 肺炎…………………………………………… 82
- バイオフィルム……………………………… 37
- ハイステル式………………………………… 49
- バイタルサイン……………………………… 91
- バイドチューブ……………………………… 50
- バイドブロック……………………………… 13,51,99
- バス法………………………………………… 63
- パタカラ体操………………………………… 127
- 発音の練習…………………………………… 127
- 歯ブラシ……………………………………… 45,101
- 半座位………………………………………… 55
- ピック病……………………………………… 116
- ファーラー位………………………………… 55
- フォーンズ法………………………………… 63
- 拭き取り口腔ケア…………………………… 67
- 付着歯肉……………………………………… 22
- 部分義歯……………………………………… 73
- ブラッシング………………………………… 63
- プロフェッショナル・メカニカル・トゥース・
  クリーニング……………………………… 38
- 平滑舌………………………………………… 20
- 片麻痺………………………………………… 109
- ペンライト…………………………………… 99
- ポイントブラシ……………………………… 46,108
- 頬……………………………………………… 10
- 頬の体操……………………………………… 126

●ま行

- 磨き残し……………………………………… 70
- 味蕾…………………………………………… 19
- モアブラシ…………………………………… 46,108

●や行

- 薬剤師………………………………………… 86
- 遊離歯肉……………………………………… 22
- 溶解作用……………………………………… 25

●ら行

- 理学療法士…………………………………… 86
- レビー小体型認知症………………………… 116
- ローリング法………………………………… 63

●アルファベット

- BPSD…………………………………………… 117
- C0……………………………………………… 35
- C1……………………………………………… 35
- C2……………………………………………… 35
- C3……………………………………………… 36
- C4……………………………………………… 36
- GCS……………………………………………… 111
- JCS……………………………………………… 111
- Kポイント…………………………………… 100
- PMTC…………………………………………… 38
- VAP……………………………………………… 90

●数字

- 1型糖尿病…………………………………… 119
- 2型糖尿病…………………………………… 119

【著者】
中澤 真弥（なかざわ まや）

看護師ライター
1979年生まれ、群馬県在住。
専業主婦から正看護師免許取得。
整形外科・手術室・夜勤専従・内科の経験を経て、2016年に看護師とフリーライターの二足のわらじをスタート。現在、呼吸器科の看護師として働く傍ら、看護師ライターとして、webマイナビ看護師「ナースぷらす」の復職支援アドバイザーとしてコラムを連載。看護師関連コラムは年間170本執筆。ほか、観光スポット、子育てマガジン、スポーツ雑誌などの執筆、撮影を行うなど幅広いジャンルで活躍。

メディア歴
NHK総合「金曜イチから」
人生100年時代をテーマに看護師ライターとしての働き方を紹介される。

【編集協力】
株式会社エディトリアルハウス

【イラスト】
まえだ たつひこ

【キャラクター】
大羽 りゑ

【本文図版】
タナカ ヒデノリ

【制作協力】
メディカルライターズネット

看護の現場ですぐに役立つ
口腔ケアのキホン

発行日	2017年12月23日	第1版第1刷
	2019年12月23日	第1版第2刷

著 者　中澤 真弥

発行者　斉藤 和邦
発行所　株式会社　秀和システム
　　　　〒135-0016
　　　　東京都江東区東陽2-4-2　新宮ビル2F
　　　　Tel 03-6264-3105（販売）Fax 03-6264-3094
印刷所　三松堂印刷株式会社　　　Printed in Japan
ISBN978-4-7980-5249-6 C3047

定価はカバーに表示してあります。
乱丁本・落丁本はお取りかえいたします。
本書に関するご質問については、ご質問の内容と住所、氏名、電話番号を明記のうえ、当社編集部宛FAXまたは書面にてお送りください。お電話によるご質問は受け付けておりませんのであらかじめご了承ください。